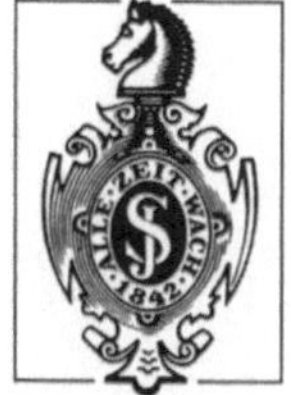
ALLE·ZEIT·WACH
1842
S

D. Naber F. Müller-Spahn (Hrsg.)

Clozapin
Pharmakologie und Klinik eines atypischen Neuroleptikums

Neuere Aspekte der klinischen Praxis

Mit 18 Abbildungen und 26 Tabellen

Springer-Verlag
Berlin Heidelberg New York
London Paris Tokyo
Hong Kong Barcelona
Budapest

Prof. Dr. med. Dieter Naber
Prof. Dr. med. Franz Müller-Spahn
Psychiatrische Klinik der Universität München
Nußbaumstraße 7
80336 München

ISBN-13: 978-3-540-57206-0   e-ISBN-13: 978-3-642-93547-3
DOI: 10.1007/978-3-642-93547-3

Die Deutsche Bibliothek – CIP-Einheitsaufnahme
Clozapin. Pharmakologie und Klinik eines atypischen Neuroleptikums: Neuere Aspekte der klinischen Praxis; mit 26 Tabellen / D. Naber, F. Müller-Spahn (Hrsg.).–Berlin; Heidelberg; New York; London; Paris; Tokyo; Hong Kong; Barcelona; Budapest: Springer, 1994

NE: Naber, Dieter [Hrsg.]

Satz: RTS, Wiesenbach
25/3130-5 4 3 2 1 0 – Gedruckt auf säurefreiem Papier

Vorwort

In der Entwicklung von antipsychotisch wirksamen Substanzen ist in den letzten 20 Jahren ein deutlicher Durchbruch leider nicht gelungen und Clozapin ist weiterhin das einzige Neuroleptikum ohne klinisch relevante extrapyramidalmotorische Nebenwirkungen. Inwieweit die derzeit in klinischer Prüfung befindlichen neuen Substanzen sich in vergleichbarer Weise im klinischen Alltag bewähren, bleibt abzuwarten.

Im November 1991, mehr als 25 Jahre nach der Entdeckung der antipsychotischen Wirkung von Clozapin, wurde in Nürnberg zum erstenmal in Deutschland ein Workshop durchgeführt, um zu Pharmakologie und Klinik dieses atypischen Neuroleptikums eine kritische Bestandsaufnahme zu erheben. Ein erneuter deutschsprachiger, wissenschaftlicher Meinungsaustausch, das „2. Nürnberger Leponex-Gespräch", hat erfreulicherweise bald danach, im April 1993, stattgefunden. Es hatte zum Ziel, neben den klinischen Erfahrungen in Deutschland auch die in Österreich und in der Schweiz kritisch zu sichten und zu diskutieren. Länder, in denen das Clozapin ebenfalls seit mehr als 15 Jahren in kontrollierter Anwendung zur Verfügung steht.

Erst allmählich werden diese vielfältigen klinischen Erfahrungen auch wissenschaftlich ausgewertet, zum Teil in Reaktion auf zahlreiche „case-reports" und andere Mitteilungen aus den USA, die für manchen Clozapin-erfahrenen Kliniker hierzulande oft eher banal bzw. klinischer Alltag sind. Viele der in Nürnberg bzw. in diesem Buch aufgeworfenen Fragestellungen u. a. zur Indikation, Dosierung, Anwendung in der Kinder- und Jugendpsychiatrie, Kombination von Clozapin mit anderen Psychopharmaka und der Umgang mit Nebenwirkungen sind keineswegs abgeschlossen, sondern werden uns auch in den nächsten Jahren und vielleicht noch in Jahrzehnten beschäftigen.

Wichtig ist, daß die Diskussion und der wissenschaftliche Erfahrungsaustausch darüber intensiviert werden. Unseren Patienten wird es nützen!

Die Herausgeber

Inhaltsverzeichnis

Mitarbeiterverzeichnis

Angermeyer, M.C., Prof. Dr.
Zentralinstitut für seelische Gesundheit, J5, 68159 Mannheim

Fleischhacker, W.W., Prof. Dr.
Abteilung Psychiatrie, Universitätshospital Innsbruck,
A-6020 Innsbruck

Gaebel, W., Prof. Dr.
Leitender Chefarzt der Rheinischen Landesklinik,
Bergische Landstraße 2, 40629 Düsseldorf

Gaertner, H.J., Prof. Dr.
Universitätsklinikum, Psychiatrische Klinik,
Osianderstraße 22, 72076 Tübingen

Heimann, H., Prof. Dr.
Universitätsklinikum, Psychiatrische Klinik,
Osianderstraße 22, 72076 Tübingen

Hippius, H., Prof. Dr.
Direktor der Psychiatrischen Klinik und Poliklinik der Universität,
Nußbaumstraße 7, 80336 München

Hummer, M., Dr.
Abteilung Psychiatrie, Universitätshospital Innsbruck,
A-6020 Innsbruck

Klein, H.E., Priv.-Doz. Dr.
Ärztlicher Dirketor des Bezirkskrankenhauses,
Psychiatrische Abteilung, Universitätsstraße 84,
93053 Regensburg

Klieser, E., Priv.-Doz. Dr.
Rheinische Landesklinik, Bergische Landstraße 2,
40629 Düsseldorf

Klimke, A., Dr.
Rheinische Landesklinik, Bergische Landstraße 2,
40629 Düsseldorf

Kurtz, G., Dr.
Universitätskliniken links der Isar, Psychiatrische Klinik,
Nußbaumstraße 7, 80336 München

Markstein, R., Dr.
Sandoz Basel, CH-4002 Basel

Martin, M., Priv.-Doz. Dr.
Oberarzt der Klinik und Poliklinik für Kinder- und Jugendpsychiatrie
der Philipps-Universität, Hans-Sachs-Straße 6,
35039 Marburg

Müller-Spahn, F., Prof. Dr.
Psychiatrische Klinik der Universität,
Nußbaumstraße 7, 80336 München

Naber, D., Prof. Dr.
Psychiatrische Klinik der Universität,
Nußbaumstraße 7, 80336 München

Oberbauer, H., Dr.
Abteilung Psychiatrie, Universitätshospital Innsbruck,
A-6020 Innsbruck

Remschmidt, H., Prof. Dr. Dr.
Leiter der Klinik und Poliklinik für Kinder- und Jugendpsychiatrie
der Philipps-Universität, Hans-Sachs-Straße 6,
35039 Marburg

Schulz, E., Dr.
Klinik und Poliklinik für Kinder- und Jugendpsychiatrie
der Philipps-Universität, Hans-Sachs-Straße 6,
35039 Marburg

Stevens, I., Dr.
Universitätsklinikum, Psychiatrische Klinik, Osianderstraße 22,
72076 Tübingen

Stille, G., Prof. Dr.
AmWallberg 49, 23569 Lübeck

Weißauer, W., Prof. Dr.
Ministerialdirigent a. D., Leerstätter Straße 44, 90530 Wendelstein

Woggon, B., Prof. Dr.
Leitende Ärztin der Psychiatrischen Universitätsklinik Zürich,
Postfach 68, CH-8029 Zürich

Clozapin –
Ein historischer Rückblick und eine Laudatio

H. Heimann und G. Stille

,,Wenn heute die Kultur auf dieser Erde zugrunde ging, wenn ich für einen Neuaufbau auf einem anderen Stern nur 10 Medikamente mitnehmen dürfte, dann wäre unter diesen 10 Medikamenten u. a. auch das Clozapin, das Leponex". Dieses Zitat stammt aus einem Schreiben eines psychiatrischen Kollegen aus dem Jahre 1977 an die Firma Wander, ein Protestschreiben nach Erhalt der Mitteilung der Firma, das Präparat dürfe nur noch unter stationären Bedingungen über Klinikapotheken für besonders schwierige Fälle, die mit anderen Neuroleptika nicht zu behandeln sind, verordnet werden. Das Zitat des Kollegen stammt von Prof. Hanns Hippius. Es ist eine Feststellung an einer Fortbildungsveranstaltung im gleichen Jahr, die er im Rahmen der Auseinandersetzungen um die Frage des Nutzens und des Risikos von Clozapin in der Ärzteschaft, mit dem Bundesgesundheitsamt und mit einer Pressekampagne über die sog. ,,Todespille" gemacht hat.

Was war diesen Auseinandersetzungen vorausgegangen? Es hatte sich gezeigt, daß auch Clozapin, wie andere Neuroleptika, zu Agranulozytosen führen konnte. Diese waren in Finnland nach Einführung des Präparates in einer solchen Häufung aufgetreten, daß der Hersteller meinte, einen weiteren Vertrieb nicht mehr verantworten zu können. Die Firma Wander drängte auf eine sofortige Rücknahme des Präparates, um allen eventuellen Vorwürfen zu entgehen. Das Bundesgesundheitsamt mußte sich mit dem Standpunkt der Ärzteschaft und der Firma sowie mit der Pressekampagne auseinandersetzen, die mit seltener Heftigkeit geführt wurde. In den Gesprächen beim Bundesgesundheitsamt war es das Anliegen von Hanns Hippius, die Substanz der psychiatrischen Therapie zu erhalten. Dazu gehörte angesichts der Vorfälle in Finnland und der aggressiven Pressemeldungen Mut. Alle Beteiligten waren sich bewußt, ein hohes Maß an Verantwortung zu tragen.

Es waren jedoch die Kliniker, und unter ihnen besonders Hanns Hippius, die dafür sorgten, daß Clozapin schließlich nach all den Schwierigkeiten unter besonderen Kautelen auf dem Markt blieb und den Patienten, die es benötigen, zur Verfügung steht. Dabei konnten sich damals die Verfechter der Clozapintherapie in Deutschland auf ein Jahrzehnt eigener klinischer Erfahrung stützen. Man erarbeitete gemeinsam mit den Gesundheitsbehörden Vorsichtsmaßnahmen und Bedingungen, die eine kontrollierte weitere Verwendung des Präparates in beschränktem Umfang offen hielt. Diese verantwortungsvolle Entscheidung hatte Bestand und ermöglichte entgegen allen Unkenrufen der Kritiker die Hilfe für zahlreiche Patienten und das Überleben des Präparates bis zu seiner heutigen Renaissance in den Vereinigten Staaten.

Zur Zeit dieser Auseinandersetzungen im Jahre 1977 lag die chemische und pharmakologische Entwicklung von Clozapin schon mehr als 17 Jahre zurück. Bereits im Mai 1960 kam das Präparat unter der Codenummer HF1854 (HF steht für den Namen des Schweizer Chemikers Fritz Hunziker, der Clozapin erstmals synthetisierte) in das tierexperimentelle Screening. Clozapin präsentierte sich den Pharmakologen zunächst als eine stark motorisch dämpfende Substanz mit hervorstechender Wirkung in einigen klassischen Analgesietests. Der analgetische Effekt war so stark, daß man vor allem an eine klinische Prüfung des Präparates bei Schmerzzuständen dachte und die Substanz zunächst das Etikett Analgetikum erhielt!

Erinnern wir uns daran, daß man damals noch sehr wenig über die Pharmakologie von Neuroleptika wußte. In der pharmakologischen Einführungsarbeit von Chlorpromazin wurde zwar die kataleptische Wirkung des Präparates bei Versuchstieren erwähnt, aber ihr keine wesentliche Beachtung beigemessen. In der Klinik hatte man damals zwar schon die parkinsonistischen Nebenerscheinungen der Chlorpromazinwirkung beobachtet, diesen aber noch nicht eine allgemeingültige zentrale Bedeutung für die Neurolepsie zugeschrieben. Erst durch die Arbeiten von Paul Janssen und seinen Mitarbeitern in den Jahren 1959 und 1960 kam man dem Wirkungbild der Neuroleptika im Tierversuch näher und erkannte, daß die Katalepsie und der Apomorphinantagonismus entscheidende Charakteristika der klassischen Neuroleptikawirkung beim Tier sind.

Etwa zu dieser Zeit aber wurden die Weichen für das Clozapin gestellt. Das war ein glücklicher Zufall, denn die Arbeiten von Janssen bestimmten noch nicht das Urteil der Pharmakologen. Sonst hätten Zweifel aufkommen müssen, ob eine Substanz, die wie Clozapin beim Tier keine Katalepsie erzeugt, überhaupt als Neuroleptikum hätte angesprochen werden können. Die Pharmakologen, die das weitere Schicksal des Präparates bestimmten, wurden noch nicht in ihren Entscheidungen durch die Lehrmeinung behindert, daß alle antipsychotisch wirkenden Stoffe bei Tieren eine Katalepsie erzeugen und eine Apomorphinwirkungen aufheben müssen.

So kam Clozapin bereits 1961 in die erste klinische Prüfung und im März 1962 lag der Abschlußbericht einer Studie an 12 Patienten aus der psychiatrischen Universitätsklinik in Bern vor. Man konnte sicher beim damaligen Kenntnisstand aus dieser begrenzten Studie an chronischen Patienten (es standen nämlich keine Ampullen zur Verfügung) noch keine wesentlichen Informationen erwarten. Es waren zunächst Erfahrungen mit der Dosierung und mit der Bewertung der unerwarteten Nebenwirkungen, z. B. der Hypersylivation. Jetzt stellten sich bei der Firma Zweifel ein, ob die Weichenstellung der Pharmakologen richtig gewesen sei. Die inzwischen veröffentlichten Arbeiten von Janssen über die Butyrophenone, chemische Stoffe, welche die antipsychotische Wirkung mit starker kataleptogener Potenz verbanden, vermehrten die Bedenken. *„Das Präparat wird voraussichtlich aufgegeben"* hieß es zu dieser Zeit in einer betriebsinternen Mitteilung der Firma. Man zögerte also mit den weiteren Arbeiten zum Clozapin und zog andere Entwicklungen vor, z. B. die des Antidepressivums Dipenzepin (Noveril) und der typischen Neuroleptika Clothiapin und Loxapin, die alle im weiteren Sinne zur gleichen chemischen Stoffklasse der Dibenzoepine gehören.

Die Pharmakologen in den Laboratorien der Firma Wander AG in Bern nutzten aber die Zeit, die neurophysiologischen und neurochemischen Untersuchungen mit Leponex zu vertiefen und gleichzeitig die toxikologischen Untersuchungen auf dem neuesten Stand der inzwischen gewachsenen Anforderungen zu bringen. Mit diesem neuen Wissensstand ging man dann in eine neue Runde.

Das war 1966, als die entscheidende Multicenterstudie mit dem AMP-System durchgeführt wurde, eine Studie, die allen Beteiligten wegen den intensiven Diskussionen um die Prinzipien der chemischen Struktur, der pharmakologischen und der klinischen Wirkungen nachhaltig in Erinnerung bleiben wird. Aus strukturchemischen Überlegungen wurde damals sogar eine antidepressive Wirkung diskutiert. Diese Multicenterstudie bestätigte die antipsychotische Wirkung von Leponex mit gleichzeitig fehlenden extraqyramidalen Nebenwirkungen. Eine Doppelblindstudie: Leponex im Vergleich zu Levomepromazin durch Prof. Angst im Jahre 1971 in Zürich belegte eindrücklich die antipsychotische Wirkung.

Es folgte dann der Rückschlag, der oben schon erwähnt wurde, mit den Todesfällen an Aggranulozytose in Finnland und später in der Schweiz. Die gesammelten Zeitungsnotizen der Firma Wander geben ein eindrückliches Zeugnis von der damaligen Situation. Es waren die Kliniker und hier besonders Hanns Hippius, die erreichten, daß Clozapin trotz aller Bedenken unter besonderen Kautelen auf dem Markt blieb. Man konnte sich dabei nur auf die *einwandfrei nachgewiesene klinische antipsychotische Wirkung* stützen und mußte sich gegen das Dogma einer Kombination dieser Wirkung mit extrapyramidalen Nebenwirkungen, die für die klassischen Neuroleptika charakteristisch sind, durchsetzen. Dieter Bente hatte diese Nebenwirkungen schon in den 50er Jahren als akinetisch-abulisches Syndrom beschrieben. Sie entsprachen im Tierversuch der kataleptogenen Wirkung. Das Dogma führte zu einem Meinungsstreit, der in der Bundesrepublik durch Hans Joachim Haase eine besondere Note bekam: Die klinische Wirkung der antipsychotischen Medikamente sollte am Patienten mit der Schreibwaage und dem Testwort „MOMOM", d. h. an der extrapyramidalen Nebenwirkung experimentell exakt dosiert werden. Jeder Klinik eine solche Waage! Wie Prof. Pichot in einem persönlichen Gespräch berichtete, sollen jedoch schon Delay und Deniker der Ansicht gewesen sein, daß eine Neurolepsie nur bei Präparaten mit extrapyramidalen Nebenwirkungen erwartet werden könne. Hanns Hippius sei in der Diskussion um Clozapin auch mit diesen berühmten Entdeckern des Chlorpromazins zusammengestoßen!

Auf dem psychiatrischen Weltkongress in Mexiko hat Hanns Hippius dann die Ansicht vertreten und Beweise dafür erbracht, daß die *Antipsychotika* bisher vor allem *im Pharmakologischen Screening an ihren Nebenwirkungen*, nämlich an dem Äquivalent der extrapyramidalen Störungen, ausgewählt würden. Da es kein pharmakologisches Modell der Schizophrenie gibt, waren Krücken für die tierexperimentelle Auswahl neuer Präparate erforderlich und die Katalepsie und der Apomorphinantagonismus waren die „zentralsten" pharmakologisch nachweisbaren

Wirkungskomponenten. Gerade diese tierexperimentellen Charakteristika fehlten dem Clozapin oder waren äußerst schwach ausgeprägt. Die Substanz wurde demnach gegen das geltende Dogma entwickelt und die Anhänger der extrapyramidalen Wirkungshypothese behaupteten, es könne sich bei Clozapin höchstens um ein mildes, „mellerilartiges" Neuroleptikum handeln und nicht um ein wirklich potentes Antipsychotikum!

Jedoch immer dann, wenn systematische Vergleichsstudien angestellt wurden, erwies sich Clozapin zum Erstaunen der Beteiligten, vor allem von denjenigen, die in der bisherigen Lehrmeinung befangen waren, ohne oder mit minimalen extrapyramidalen Symptomen *als antipsychotisch hocheffizient*. Dies galt vor allem für die zahlreichen Studien bei der zweiten Entdeckung von Clozapin in den Vereinigten Staaten. Hier wurde die in Europa vor fast 35 Jahren entdeckte antipsychotische Substanz, die ein zwar geduldetes, aber außenseiterhaftes Leben fristete, aufgrund zahlreicher Dopelblindstudien in den letzten Jahren zu einem Medikament der Zukunft.

Es ist das Verdienst von Hanns Hippius, das Clozapin nicht vergessen wurde und wegen der klinischen Unglücksfälle nicht einfach verschwand, sondern in eingeschränktem Maße den Patienten zur Verfügung blieb. Schon 1958 hat er mit Kanig darauf hingewiesen, daß alle trizyklischen Psychopharmaka zu einem kleinen Prozentsatz Agranulozytosen provozieren und daß deshalb die entscheidende Frage lautet, wie man dieser Gefahr und ihren fatalen Folgen begegnen könnte. Wenn es aber gelingt, solche Zwischenfälle dieses atypischen Neuroleptikums auf ein Minimum zu reduzieren, stellt sich dem verantwortlichen Arzt darüber hinaus die Frage, ob das bei aller Sorgfalt verbleibende Risiko nicht tolerabel sei, verglichen mit den 10-20 % tardiven Dyskinesien bei chronischer Anwendung typischer Neuroleptika.

Rückblickend läßt sich abschließend feststellen, daß die Beschränktheit unseres Wissens über Bedingungen und Entwicklung psychotischer Zustände sowie den Schwierigkeiten einer experimentellen und objektivierbaren Pathogenese mit entsprechenden Tiermodellen auf eigenartigen Wegen und Entwicklungen zu unserem pharmakotherapeutischen Arsenal geführt hat: Potente antipsychotisch wirksame Substanzen wie Clozapin wurden aus strukturchemischen Hypothesen in der Hoffnung auf eine antidepressive Wirkung untersucht und umgekehrt, wie das Beispiel des Tofranils zeigt, wurde auf der Suche nach Antipsychotika ein Antidepressivum gefunden. Die Klasse und Geschichte der Dibenzoepine ist besonders verwirrend, weil sich darunter sowohl klassische Neuroleptika, Antidepressiva und atypische Antipsychotika befinden. Die Geschichte des Clozapins zeigt vor allem, daß *die klinische Wirkung für psychotrope Substanzen das letztlich entscheidende Kriterium ist*, wenigstens vorläufig. Der klinischen Erfahrung, Kritik und der Standhaftigkeit von Hanns Hippius und seinen Mitarbeitern ist es zu verdanken, daß sich heute die Forschung endlich mit Intensität und mit dem Einsatz der modernen, zur Verfügung stehenden neurobiologischen Methoden, den atypischen antipsychotisch wirksamen Substanzen zuwendet.

Bedeutung neuer Dopaminrezeptoren für die Wirkung von Clozapin

R. Markstein

Die Dopaminhypothese der Schizophrenie in ihrer klassischen Form postuliert, daß die Symptome dieser Geisteskrankheit durch Überaktivität zentraler dopaminerger Systeme verursacht werden. Diese Hypothese basiert fast ausschließlich auf indirekten Evidenzien wie z. B. der Beobachtung, daß antidopaminerge Eigenschaften ein gemeinsames Merkmal klinisch wirksamer Neuroleptika sind und daß Amphetamin, welches im Gehirn Dopamin freisetzt, bei Gesunden Psychosen auslösen kann. Auch die Tatsache, daß Neuroleptika bei Patienten motorische Störungen bewirken, wie sie als Ausdruck eines Dopaminmangels bei der Parkinson-Krankheit auftreten, konnte zwanglos als Folge der Blockade striataler Dopaminrezeptoren erklärt werden (Carlsson 1978). Die Dopaminhypothese erfuhr eine weitere Verfeinerung durch die Entdeckung, daß sich Dopaminrezeptoren in D-1- und D-2-Typen einteilen lassen, und daß die in vitro Affinitäten von Neuroleptika zu D-2-Rezeptoren mit den klinischen Dosen korrelieren (Seemann 1980).

Im Jahre 1958 wurde bei der Firma Wander ein chemisches Programm begonnen mit dem Ziel, durch systematische Variation von Heterotrizyklen neuartige psychotrope Verbindungen zu erhalten. Aus dieser Reihe wurde Clozapin zur Entwicklung in der Indikation Schizophrenie ausgesucht, weil es bei Nagern deutlich verhaltensdämpfend wirkt, aber keine Katalepsie auslöst. Inzwischen belegen viele Studien, daß Clozapin vielen anderen Neuroleptika therapeutisch überlegen ist, jedoch kaum extrapyramidale Nebenwirkungen auslöst (Kane et al. 1988; Naber et al. 1992). Es ist daher verständlich, daß auf der Suche nach Ansätzen zur Entwicklung innovativer Antipsychotika auch intensiv versucht wird, den Wirkungsmechanismus von Clozapin zu verstehen. Die ersten Erklärungsversuche konzentrierten sich vor allem auf die Frage, warum Clozapin keine extrapyramidalen Nebenwirkungen auslöst, während heute auch nach Gründen für die überlegene therapeutische Wirkung gesucht wird. Die Frage, ob Dopaminrezeptoren eine wichtige Rolle bei der klinischen Wirkung von Clozapin spielen, ist durch die Entdeckung weiterer Subtypen von Dopaminrezeptoren wieder neu belebt worden.

Einteilung der Dopaminrezeptoren

Gegenwärtig geht man von der Existenz von mindestens 5 verschiedenen Dopaminrezeptoren im menschlichen Gehirn aus, deren Eigenschaften in Abb. 1 kurz

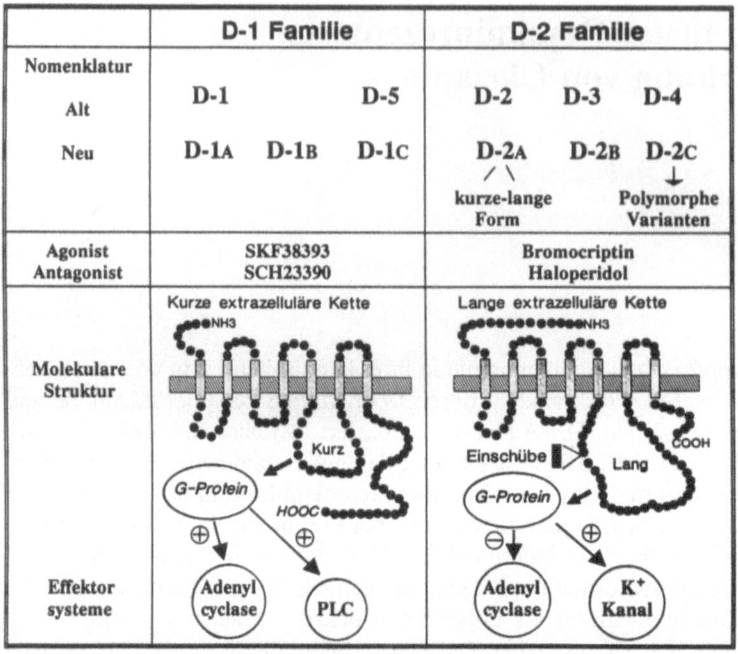

	D-1 Familie			D-2 Familie		
Nomenklatur						
Alt	D-1		D-5	D-2	D-3	D-4
Neu	D-1A	D-1B	D-1C	D-2A	D-2B	D-2C
				/ \\		↓
				kurze-lange Form		Polymorphe Varianten
Agonist **Antagonist**	SKF38393 SCH23390			Bromocriptin Haloperidol		
Molekulare Struktur	Kurze extrazelluläre Kette			Lange extrazelluläre Kette		
Effektor systeme	Adenyl cyclase / PLC			Adenyl cyclase / K⁺ Kanal		

Abb. 1. Klassifizierung von Dopaminrezeptoren. Der D-1B-Typ ist möglicherweise eine speziespezifische Form. *PLC* = Phospholipase C

dargestellt sind (Monsma et al. 1990; Van Tol et al. 1991; Sunahara et al. 1991; Sokoloff et al. 1990; Sibley u. Monsma 1992). Alle bekannten Dopaminrezeptoren gehören zur Familie der G-Protein gekoppelten Rezeptoren, die strukturell durch sieben transmembranäre Proteinsequenzen charakterisiert sind. Auf Grund pharmakologischer und struktureller Ähnlichkeiten wurde vorgeschlagen, diese Dopaminrezeptoren in 2 Familien von D-1 und D-2 ähnlichen Typen einzuteilen (Sibley u. Monsma 1992). Aktivierung der Dopaminrezeptoren setzt eine Kaskade biologischer Vorgänge in Gang, bei der zunächst ein bestimmtes G-Protein aktiviert wird, welches dann seinerseits den Aktivitätszustand bestimmter Enzyme oder Ionenkanäle in der Zellmembran verändert. Rezeptoren der D-1-Familie stimulieren die Adenylatzyklase oder aktivieren Phospholipase C, während Rezeptoren der D-2-Familie die Adenylzyklase hemmen oder Kaliumkanäle öffnen. Autoradiographische Studien zeigen, daß die bisher bekannten Subtypen von Dopaminrezeptoren unterschiedlich im menschlichen Gehirn verteilt sind. Im Striatum findet man eine hohe Dichte und ein ausgeglichenes Verhältnis von D-1- und D-2-Rezeptoren. Im limbischen System und im frontalen Kortex ist die Zahl der Dopaminrezeptoren generell geringer als im Striatum (De Keyser et al. 1988). Dafür sind die Relationen zugunsten des D-1- und D-5-Subtyps verschoben. Der D-3-Rezeptor ist vor allem im ventralen Teil des Striatums und der neu entdeckte D-4-Rezeptor vorwiegend in kortikalen Gebieten lokalisiert (Sokoloff et al. 1992; Seemann 1992). Kürzlich wurden von dem humanen D-4-Rezeptor polymorphe Varianten entdeckt, die sich durch mehrfachen Einschub kurzer Sequenzelemente in der dritten zytoplasmatischen Schleife unterscheiden (Van Tol et al. 1992). Die physiologischen Funktionen der D-3- und D-4-Rezeptoren sowie der polymorphen Varianten des D-4-Typs sind noch weitgehend unbekannt.

Bevor auf die verschiedenen Hypothesen zum Wirkungsmechanismus von Clozapin und der Rolle der Dopaminrezeptoren näher eingegangen wird, zunächst eine kurze Zusammenfassung der wichtigsten biochemischen und pharmakologischen Eigenschaften von Clozapin im Vergleich zu Haloperidol. Für weitere und ergänzende Darstellungen wird auf folgende Übersichten verwiesen (Coward 1992; Coward et al. 1989; Baldessarini u. Frankenburg 1991).

In-vitro-Eigenschaften von Clozapin

In Abbildung 2 sind die Affinitäten von Clozapin und Haloperidol zu verschiedenen Rezeptorbindungsstellen in Hirnmembranen oder Zellen mit klonierten Rezeptoren dargestellt.

Clozapin ist im Unterschied zu Haloperidol eine polyvalente Verbindung. In einem niederen Affinitätsbereich bindet Clozapin an D-1-, D-2 und D-3-, 5-HT$_{1A}$-, 5-HT$_3$-, alpha-2- und muskarinische M-2-Rezeptoren. Aus dieser Grundaffinität

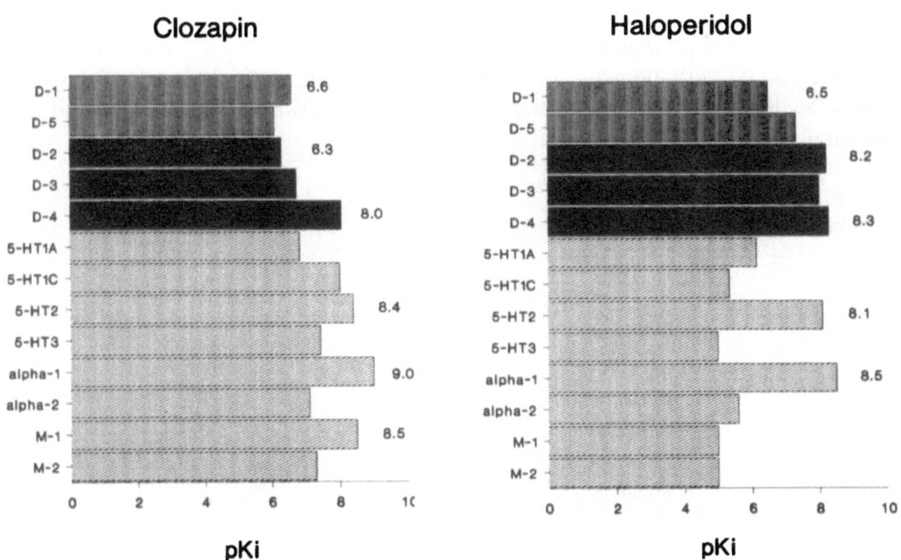

Abb. 2. Affinitäten zu Rezeptorbindungsstellen in vitro. Daten: Aus den Sandoz Laboratorien, Van Tol et al. 1991; Sokoloff et al. 1992

heben sich die 10-50mal höheren Affinitäten zu alpha-1-, 5-HT_{1C}-, 5-HT_2-, muskarinischen M-1-, und dem zur D-2-Familie gehörenden D-4-Rezeptor hervor. Haloperidol bindet hingegen mit hoher Affinität an alle Rezeptoren der D-2-Familie sowie an 5-HT_2- und alpha-1-Rezeptoren. In Bezug auf die Affinität zu Dopaminrezeptoren zeichnet sich somit Haloperidol durch hohe Affinität und Selektivität zu Rezeptoren der D-2-Familie aus, während Clozapin lediglich mit hoher Affinität an den D-4-Typus bindet und für die anderen Rezeptoren der D-1- und D-2-Familie niedere Affinitäten und keine spezielle Selektivität aufweist.

In-vivo-Wirkungen von Clozapin

In-vivo-Bindungsstudien im Rattenhirn zeigen, daß bei therapeutisch relevanten Dosen (5 mg/kg) Clozapin neben D-2- auch D-1-Rezeptorbindungsstellen besetzt, während Haloperidol ausschließlich an D-2-Rezeptoren bindet (Leysen et al. 1992; Nielsen u. Andersen 1992). Auch der Befund, daß Clozapin D-1- und D-2-Rezeptoren und Haloperidol ausschließlich D-2-Rezeptoren vor chemischer Inaktivierung in vivo schützt, ist im Einklang mit obigen Befunden (Saller et al. 1989). Trotz der klaren Hinweise, daß Clozapin D-1- und D-2-Rezeptoren in vivo besetzt, ist Clozapin in mehreren Verhaltenstesten inaktiv, in denen Haloperidol klare Wirkungen zeigt. So erzeugt Haloperidol bei Ratten Katalepsie und hemmt Apomorphin oder Amphetamininduziertes Nagen, während Clozapin auch in hohen Dosen völlig unwirksam ist (Tabelle 1). Die zwanghaften, stereotypen Verhaltensweisen werden auf eine unphysiologisch starke Stimulierung striataler Dopaminrezeptoren zurückgeführt (Chipkin et al. 1987; Ernst u. Smelik 1966) und können daher offenbar nur durch potente Dopaminantagonisten verhindert werden. Clozapin hemmt aber die Wirkung geringerer Dosen von Apomorphin, die bei Ratten oder Mäusen nichtstereotype Verhaltensmuster wie erhöhte Motilität, Aufrichten oder Pflegeverhalten auslösen und auf einer eher physiologischen Aktivierung von Dopaminrezeptoren beruhen (Waddington u. O'Boyle 1989).

Tabelle 1. Verhaltenswirkungen von Clozapin und Haloperidol

Test		Clozapin	Haloperidol
Katalepsie	ED50	inaktiv	0.2
(Ratte)	mg/kg s.c.	> 40	
APM-Nagen	ED50	inaktiv	0.1
(Ratte)	mg/kg s.c.	> 40	
APM-Aufrichten	ED50 (30 min)	4.3	0.03
(Maus)	mg/kg p.o.		
Lokomotion	ED 50	2.5	0.3
(Maus)	mg/kg p.o.		

Daten: Aus den Sandoz Laboratorien; Stille et al. (1971); Schmutz (1975)

Clozapin antagonisiert D-1-Rezeptoren in vivo

Inzwischen gibt es viele experimenteller Hinweise, daß sich Clozapin von klassischen Neuroleptika dadurch unterscheidet, daß es bei therapeutisch relevanten Dosen D-1-Rezeptoren antagonisiert. So hemmt Clozapin bei einseitig dopaminerg denervierten Ratten durch D-1-Agonisten induzierte Drehungen (Arnt u. Hyttel 1986). Auch im sog. Pfotentest wird die Wirkung von Clozapin nur durch D-1-Agonisten und die von Haloperidol nur durch D-2-Agonisten aufgehoben (Ellenbroek et al. 1991). Ferner belegen neuere Studien, daß Clozapin in dopaminerg innervierten Hirnarealen die Dopaminfreisetzung durch D-1-Blockade steigert, während bei Haloperidol eine ähnliche Wirkung auf der Blockade von D-2-Rezeptoren beruht. So steigert Haloperidol in dopaminerg innervierten Hirnarealen nach akuter Verabreichung kurzfristig die Dopaminfreisetzung und langfristig den Gehalt der beiden Hauptmetaboliten von Dopamin DOPAC und HVA. Vorbehandlung mit D-2-Agonisten hemmt diese Wirkung von Haloperidol (Imperato u. DiChiara 1988). Clozapin hingegen steigert in therapeutisch relevanten Dosen (5 mg/kg) vor allem die Freisetzung von Dopamin und diese Wirkung läßt sich nur durch D-1-Agonisten hemmen (Coward et al. 1989; Imperato u. DiChiara 1988). Erst im höheren Dosenbereich (20 mg/kg) kommt auch eine antagonistische Wirkung gegenüber D-2-Agonisten zum Vorschein (Imperato u. Angelucci 1989; Coward et al. 1989).

Chronische Wirkungen von Clozapin

Da die Blockade zentraler Dopaminrezeptoren nach akuter Gabe in der Regel rasch erfolgt, während die antipsychotische Wirkung in Patienten häufig erst nach Tagen oder Wochen einsetzt, wurde vielfach angezweifelt, daß die Blockade von Dopaminrezeptoren direkt für die therapeutische Wirkung verantwortlich ist. Ein wichtiger Befund, der den Zeitverlauf der therapeutischen Wirkung erklären kann, stammt von elektrophysiologischen Untersuchungen. Nach chronischer Gabe von Haloperidol nimmt die Impulsrate und Zahl spontan aktiver Dopaminneuronen im Hirnstamm markant ab. Diese Wirkung wurde als Depolarisationsblock bezeichnet (White u. Wang 1983). Bei Clozapin tritt hingegen nach chronischer Verabreichung der Depolarisationsblock nur bei den Dopaminneuronen auf, die limbisch-kortikale Areale innervieren, nicht aber bei den nigrostriatalen Dopaminneuronen (Chiodo u. Bunney 1983; White u. Wang 1983). Bei einigen Untersuchungen wurde in der Tat gefunden, daß Haloperidol nach chronischer Behandlung die Freisetzung von Dopamin im Striatum und in limbischen Arealen vermindert, während Clozapin nur in limbischen Gebieten eine derartige Wirkung entfaltet (Chen et al. 1991; Blaha u. Lane 1987). Die Auffassung, daß die Depolarisationsblockade mesolimbischer Dopaminneuronen für die antipsychotische Wirkung klassischer und atypischer Neuroleptika verantwortlich ist, wird nicht von allen Autoren geteilt. Befunde anderer Studien lassen durchaus gegenteilige Interpretationen zu (Anden et al. 1988; Essig u. Kilpatrick 1991; Maidment u. Marsden 1987). Viele neurochemische Untersuchungen kommen hingegen übereinstimmend zum Schluß, daß Haloperidol nach chronischer Verabreichung in verschiedenen dopaminerg innervierten Gebieten den Dopaminumsatz gegenüber akuter Gabe deutlich weniger steigert (Bürki et al. 1974; Essig u. Kilpatrick 1991). Dieses als Toleranz bezeichnete Phänomen wurde bei Clozapin zumindest nicht im Striatum beobachtet (Bürki et al. 1974). Auch bei der wachen Ratte wurde gezeigt, daß nach wiederholter Verabreichung von Haloperidol die Dopaminfreisetzung im Striatum der Ratte abnimmt, während bei Clozapin unter gleichen Versuchsbedingungen kein Wirkungsverlust im Striatum oder frontalen Kortex auftritt (DiChiara u. Imperato 1985; Imperato u. Angelucci 1989).

Ein weiterer Unterschied von Clozapin und Haloperidol, der nach chronischer Verabreichung zu Tage tritt, betrifft die Empfindlichkeit der Dopaminrezeptoren. Haloperidol und andere klassische Neuroleptika, nicht aber Clozapin steigern nach chronischer Verabreichung die Empfindlichkeit striataler D-2-Rezeptoren (Rupniak et al. 1985). Dieser Befund liefert eine mögliche Erklärung dafür, daß Clozapin keine tardive Dyskinesie auslöst, die als Folge überempfindlicher Dopaminrezeptoren angesehen wird (Jenner u. Marsden 1987).

Hypothesen zum Wirkungsmechanismus von Clozapin

Kombinierte Blockade von D-2- und 5-HT$_2$-Rezeptoren

Clozapin unterscheidet sich von vielen klassischen Neuroleptika, indem es ein potenter Antagonist an 5-HT$_2$-Rezeptoren und nur ein schwacher Antagonist an D-2-Rezeptoren ist. Auch kann durch Blockade von Serotoninrezeptoren, die durch Neuroleptika induzierte Katalepsie bei Ratten verhindert werden (Balsara et al. 1979). Auf Grund dieser und anderer Beobachtungen wurde vorgeschlagen, daß gleichzeitige Blockade von 5-HT$_2$- und D-2-Rezeptoren extrapyramidale Nebenwirkungen verhindert und auch für günstige therapeutische Wirkungen gegen positive und negative Symptome verantwortlich ist (Meltzer 1989). Risperidon ist eine Verbindung, die ebenfalls 5-HT$_2$-Rezeptoren stärker als D-2-Rezeptoren blockiert und daher als Testfall für diese Hypothese angesehen werden kann. Die bisherigen klinischen Resultate bestätigen zwar, daß Risperidon antipsychotisch wirkt, aber in höheren Dosen durchaus extrapyramidale Nebenwirkungen auslöst. Auch ist die Wirksamkeit bei negativen Symptomen und bei therapieresistenten Patienten nicht belegt (Borison et al. 1992). Damit ist nicht überzeugend bewiesen, daß 5-HT$_2$-Rezeptorblockade unerwünschte Auswirkungen einer D-2-Rezeptorblockade verhindert und Wirksamkeit gegenüber negativen Symptomen vermittelt.

Selektive Blockade von D-4-Rezeptoren

Der Befund, daß Clozapin eine hohe Affinität zu dem neu entdeckten D-4-Rezeptor hat, der vorwiegend in kortikalen und limbischen Hirnarealen vorkommen soll, führte zu Spekulationen, daß dieser Rezeptor wesentlich für die antipsychotischen Wirkungen von Clozapin verantwortlich ist (Seemann 1992). Für Haloperidol wurde berichtet, daß für eine zufriedenstellende Wirkung die Plasmakonzentrationen 5-12 ng/ml (13-32 nM) betragen müssen (Van Putten et al. 1992). Für Clozapin wurde angegeben, daß erst ab 350 ng/ml (1000 nM) mit zufriedenstellenden therapeutischen Wirkungen zu rechnen ist (Perry et al. 1991). Haloperidol bindet nun ebenso stark an den D-4-Rezeptor wie Clozapin, während die klinischen Dosen und therapeutisch wirksamen Plasmakonzentrationen von Clozapin mindesten 10mal höher sind. Selbst unter der Annahme, daß auf Grund der Plasmaproteinbindung nicht die gesamte Substanzkonzentration zur Verfügung steht, besteht immer noch der gleiche relative Unterschied, da sowohl bei Haloperidol als auch bei Clozapin die freie Plasmakonzentration etwa 8 % der Gesamtkonzentration beträgt. Somit liegen die therapeutisch wirksamen Plasmakonzentrationen bei beiden Verbindungen im Bereich, der nötig ist, um im Falle von Haloperidol D-2- und im Falle von Clozapin D-1- und D-2-Rezeptoren zu besetzen. Dies spricht gegen die Annahme, daß die speziellen Eigenschaften von Clozapin ausschließlich auf der Blockade von D-4-Rezeptoren beruhen. Wie bereits früher erwähnt, wurden polymorphe Varianten des humanen D-4-Rezeptors entdeckt, die sich durch den Einschub von kurzen Sequenzelementen in der dritten zytoplasmatischen Schleife unterscheiden. Clozapin hat für den Typus mit sieben eingeschobenen Sequenzelementen eine verminderte Affinität, die die klinisch wirksamen Dosen durchaus erklären könnte. Es ist allerdings noch unklar, ob bei Schizophrenen derartige Rezeptorvarianten vermehrt auftreten. In einer präliminären Studie wurden bei Patienten, die unterschiedlich auf Clozapin ansprechen, jedenfalls keine auffallenden Unterschiede bezüglich des Vorkommens solcher Rezeptorvarianten gefunden (Shaikh et al. 1993).

Kombinierte Blockade von D-1- und D-2-Rezeptorsubtypen

Inzwischen mehren sich die Hinweise, daß bei der motorischen Kontrolle D-1- und D-2-Rezeptoren positiv kooperieren (Braun u. Chase 1986; Arnt et al. 1987). Neuerdings gibt es auch Belege, daß die kombinierte Blockade von D-1- und D-2-Antagonisten mit einer Potenzierung der neuroleptischen Wirkungen verbunden ist (Dall'Olio et al. 1990). Auch gibt es Hinweise, daß D-1- und D-2-Rezeptoren im gleichen Neuron vorkommen und im Gehirn von schizophrenen Patienten das Zusammenspiel gestört ist (Seemann et al. 1989). Da beide Rezeptoren funktionell gegensätzlich auf die Adenylatzyklase wirken, wurde spekuliert, daß durch das Zusammenwirken von D-1- und D-2-Rezeptoren in solchen Neuronen die intrazelluläre Konzentration von cAMP innerhalb bestimmter Grenzen stabilisiert wird. Durch balancierte, aber nicht vollständige Hemmung beider Rezeptoren könnte auch bei gestörtem Zusammenspiel der gleiche Effekt erzielt werden und abnorme Schwankungen besser verhindert werden als durch die Blockade nur eines Rezeptors (Ashby 1990). Die vielen Hinweise, daß Clozapin im Unterschied zu klassischen Neuroleptika auch D-1-Rezeptoren antagonisiert, konnte auch bei Patienten bestätigt werden. Mittels Positronemissionstomographie (PET) wurde gezeigt, daß Clozapin in klinisch wirksamen Dosen D-1- und D-2-Bindungsstellen in den Basalganglien etwa gleich stark besetzt, wobei interessanterweise auch in höheren Dosen die Rezeptoren nicht vollständig besetzt werden (Farde u. Nordström 1992; Pilowsky et al. 1992). Auch die autoradiographisch gemessene Verteilung von D-1- und D-2-Rezeptorsubtypen im menschlichen Gehirn zeigt, daß das Dichteverhältnis der D-1- und D-2-Rezeptoren im Striatum etwa ausgeglichen, in limbischen und kortikalen Arealen aber zugunsten des D-1-Typs verschoben ist (De Keyser et al. 1988). Damit könnte eine D-1-blockierende Wirkung, wie sie bei Clozapin vorhanden ist, sich auch präferentiell in limbisch-kortikalen Arealen auswirken.

Konklusion

Die meisten bisherigen Hypothesen und Erklärungsversuche für den atypischen Charakter von Clozapin haben das gemeinsame Merkmal, daß eine antidopaminerge Wirkung als zentrale Eigenschaft angesehen wird, die für die antipsychotische Wirkung wichtig und der atypische Charakter durch zusätzliche nichtdopaminerge pharmakologische Eigenschaften bedingt ist. Diese zusätzliche Eigenschaft soll entweder für eine regionenselektive Wirkung verantwortlich sein oder die normalerweise durch Dopaminblockade verursachten unerwünschten motorischen Störungen unterdrücken. Keine dieser Hypothesen kann jedoch plausibel erklären, warum Clozapin sowohl negative als auch positive Symptome bessert und den meisten anderen Neuroleptika therapeutisch überlegen ist. Auf Grund verschiedener experimenteller und klinischer Beobachtungen wurde spekuliert, daß negative Symptome auf der Unteraktivität dopaminerger Systeme im frontalen Kortex und positive Symptome auf der Überaktivität dopaminerger Systeme in subkortikalen und limbischen Systemen beruhen (Davis et al. 1991; Herith 1992). Studien an der wachen Ratte zeigen, daß Clozapin im frontalen Kortex der Ratte via D-1-Blockade präferentiell und langanhaltend die extrazelluläre Dopaminkonzentration erhöht (Moghddam u. Bunney 1990; Imperato u. Angelucci 1989). Damit könnte Clozapin einer Unteraktivität des dopaminergen Systems im frontalen Kortex entgegenwirken und somit auch negative Symptome bessern. Da der frontale Kortex auch limbische dopaminerge Systeme inhibitorisch kontrolliert, kann auf diese Weise auch indirekt einer dopaminergen Überaktivität in diesen Gebieten entgegengewirkt werden (Mitchell u. Gratton 1992). Die Affinität von Clozapin zu postsynaptischen D-1- und D-2-Rezeptoren ist bei den verwendeten Dosen für antagonistische Wirkungen gegenüber physiologischen Stimuli ausreichend, andererseits aber so gering, daß endogenes Dopamin in gewissem Ausmaß mit Clozapin an diesen Rezeptoren konkurrieren kann. Dies würde insbesondere in Regionen mit höherem basalen Dopamingehalt wie im Striatum von Bedeutung sein. Somit würde auch verständlich, warum Clozapin keine totale Blockade von Dopaminrezeptoren und deshalb auch keine extrapyramidalen Nebenwirkungen auslöst. Verhaltensteste am Tier und PET Studien bei Patienten zeigen, daß Clozapin postsynaptische D-1- und D-2-Rezeptoren in der Tat in balancierter Weise, aber nicht vollständig hemmt. Somit kann Clozapin einerseits einen verringerten dopaminergen Tonus im frontalen Kortex normalisieren und andererseits Überstimulationen in limbischen Arealen entgegenwirken. Die Hypothese der kombinierten schwachen Blockade von D-1- und D-2-Rezeptoren bietet also eine plausible Erklärung für die speziellen Eigenschaften von Clozapin. Da das Gehirn ein hochvernetztes System darstellt, können die vielfältigen zusätzlichen Rezeptoraffinitäten aber durchaus einen wichtigen Beitrag zur Unterdrückung abnormer Aktivitätsmuster und Stabilisierung neuronaler Interaktionen beitragen.

Literatur

Anden NE, Grenhoff J, Svensson TH (1988) Does treatment with haloperidol for 3 weeks produce depolarisation block in midbrain dopamine neurons of unanaesthethized rats? Psychopharmacology 96:558-560

Anderssen PH, Nielsen EB, Gronvald FC, Braestrup C (1986) Some atypical neuroleptics inhibit [^{3}H]SCH23390 binding in vivo. Eur J Pharmac 120:143-144

Arnt J, Hyttel J (1986) Inhibition of SFF 38393- and pergolideinduced circling in rats with unilateral 6-OHDA lesion is correlated to dopamine D-1 and D-2 receptor affinities in vitro. J Neural Transm 67:225-240

Arnt J, Hyttel J, Perregard J (1987) Dopamine D-1 receptor agonists combined with the selective D-2 agonist quinpirole facilitate the expression of oral stereotyped behaviour in rats. Eur J Pharmacol 133:137-145

Ashby B (1990) Dopamine und schizophrenia. Nature 348:493

Baldessarini RJ, Frankenburg FR (1991) Clozapine: A novel antipsychotic agent. New Engl J Med 324:746-754

Balsara JJ, Jadhav JH, Chandorkar AG (1979) Effects of drugs influencing central serotoninergic mechanisms on haloperidol-induced catalepsy. Psychopharmacology 62:67-69

Blaha CD, Lane RF (1987) Chronic treatment with classical and atypical antipsychotic drugs differentially decreases dopamine release in striatum and nucleus accumbens in vivo. Neurosci Letters 78:199-204

Borison RL, Diamond BI, Pathiraja A, Meibach RC (1992) Clinical overview of risperidone. In: Meltzer HY (ed) Novel antipsychotic drugs. Raven Press, New York, pp 233-239

Braun AR, Chase TN (1986) Obligatory D-1/D-2 receptor interaction in the generation of dopamine agonist related behaviors. Eur J Pharmac 131:301-306

Bürki HR, Ruch W, Asper H, Baggiolini M, Stille G (1974) Effect of single und repeated administration of clozapine on the metabolism of dopamine und noradrenaline in the brain of the rat. Eur J Pharmacol 27:180-190

Carlsson A (1978) Antipsychotic drugs, neurotransmitters und schizophrenia. Am J Psychiatry 135:164-173

Chen J, Paredes W, Gardner EL (1991) Chronic treatment with clozapine selectively decreases basal dopamine release in nucleus accumbens but not in caudate-putamen as measured by in vivo brain microdialysis: further evidence for depolarisation block. Neurosci Letters 122:127-131

Chiodo LA, Bunney BS (1983) Typical und atypicl neuroleptics: Differential effects of chronic administration on the activity of A9 und A10 midbrain dopaminergic neurons. J Neurosci 3:1607-1619

Chiodo LA, Bunney BS (1985) Possible mechanisms by which repeated clozapine administration differentially affects the activity of two subpopulations of midbrain dopamine neurons. J Neurosci 5:2539-2544

Chipkin RE, McQuade RD, Iorio LC (1987) D-1 und D-2 dopamine binding site up-regulation und apomorphine-induced stereotypy, Pharmacol Bioch Beh 28:447-482

Coward DM (1992) General pharmacology of clozapine. Br J Psychiatry 160 (Suppl 17):5-11

Coward DM, Imperato A, Urwyler S, White TG (1989) Biochemical und behavioural properties of clozapine. Psychopharmacology 99:S6-S12

Dall'Olio R, Gandolfi O, Roncada P, Vaccheri A, Monatanaro N (1990) Repeated treatment with (-)-sulpiride plus low dose of SCH23390 displays wider neuroleptic activity without inducing dopaminergic supersensitivity. Psychopharmacology 100:560-562

Davis KL, Kahn RS, Ko G, Davidson M (1991) Dopamine in schizophrenia: A review and reconceptualisation, Am J Psych 148:1474-1486

De Keyser J, Claeys A, DeBacker JP, Ebinger G, Roels F, Vauquelin G (1988) Autoradiographic localisation of the D-1 und D-2 dopamine receptors in human brain. Neusci Letters 91:142-147

DiChiara G, Imperato A (1985) Rapid tolerance to neuroleptic-induced stimulation of dopamine release in freely moving rats. J Pharmacol Exp Ther 235:487-494

Ellenbroek BA, Artz MT, Cools A (1991) The involvement of dopamine D-1 and D-2 receptors in the effects of classical neuroleptics haloperidol and the atypical neuroleptic clozapine. Eur J Pharmacol 196:103-108

Ernst AM, Smelik PG (1966) Site of action of dopamine und apomorphine on compulsive gnawing behaviour in the rat. Experientia 22:837-838

Essig EC, Kilpatrick IC (1991) Influence of acute und chronic haloperidol treatment on dopamine metabolism in the rat caudate-putamen, prefrontal cortex und amygdala. Psychopharmacology 104:194-200

Farde L, Nordström AL (1992) PET analysis indicates atypical dopamine receptor occupancy in clozapine-treated patients. Br J Psychiatry 160 (Suppl 17) :30-33

Herith AJ (1992) The dopamine hypothesis and neurophysiologic concepts in schizophrenia. Rev Neurosci 3:207-216

Imperato A, Angelucci L (1989) The effects of clozapine und fluperlapine on the in vivo release und metabolism of dopamine in the striatum und the prefrontal cortex of freely moving rats. Psychopharmacol Bull 25:383-389

Imperato A, DiChiara G (1985) Dopamine release und metabolism in awake rats after systemic neuroleptics as studied by trans-striatal dialysis. J Neurosci 5:297-306

Imperato A, DiChiara G (1988) Effects of locally applied D-1 und D-2 receptor agonists und antagonists studied with brain dialysis. Eur J Pharmacol 156:385-393

Jenner P, Marsden CD (1987) Neuroleptic-induced tardive dyskinesia. Acta Psychiat Belg 87:566:598

Kane J, Honigfeld G, Singer J, Meltzer H (1987) Clozapine for treatment-resistent schizophrenic. results of a US multicenter trial. Psychopharmacology 99:S60-63

Leysen JE, Janssen P, Gommeren W, Wynants J, Pauwels PJ, Janssen PAJ (1992) In vitro und in vivo binding und effects on monoamine turnover in rat brain reagions of the novel antipsychotics risperidone und ocaperidone. Mol Pharmacol 41:494-508

Maidment NT, Marsden CA (1987) Repeated atypical neuroleptic administration: effects on central dopamine metabolism monitored by in vivo voltammetry. Eur J Pharmacol 136:141-149

Meltzer HY (1989) Clinical studies on the mechanism of action of clozapine: the dopamineserotonin hypthesis of schizophrenia. Psychopharmacology 99:S18-S27

Mitchell JB, Gratton A (1992) Partial dopamine depletion of the prefrontal cortex leads to enhanced mesolimbic dopamine release elicited by repeated exposure to naturally reinforcing stimuli. J Neurosci 12:3609-3618

Moghaddam B, Bunney BS (1990) Acute effetcs of typical and atypical antipsychotic drugs on the release of dopamine from prefrontal cortex, nucleus accumbens, and striatum of the rat: An in vivo microdialysis study. J Neurochem 54:1755:1760

Monsma FJ, McVittie LD, Gerfen CR, Mahan LC, Sibley DR (1990) Multiple D-2 dopamine receptors produced by alternative RNA splicing. Nature 342:926-929

Naber D, Holzbach R, Perro C, Hippius H (1992) Clinical management of clozapine patients in relation to efficacy und side effects. Brit J Psychiatry 160 (Suppl 17) :54-59

Nielsen EB, Andersen PH (1992) Dopamine receptor occupancy in vivo: behavioral correlates using NNC-112, NNC-687 und NNC-756, new selective dopamine D-1 receptor antagonists. Eur J Pharmacol 219:35-44

Perry PJ, Miller DD, Arndt SV, Cadoret RJ (1981) Clozapine and norclozapine plasma concentrations and clinical response of treatment-refractory schizophrenic patients. Am J Psychiatry 148:213-235

Pilowsky LS, Costa DC, Eli PJ, Murray RM, Verhoeff NPLG, Kerwin RW (1992) Clozapine, single photon emission tomography, and the D-2 dopamine receptor blockade hypothesis of schizophrenia. Lancet 340:199-202

Rupniak NMJ, Hall M, Mann S, Feleminger S, Kilpartick G, Jenner P, Marsden D (1985) Chronic treatment with clozapine, unlike haloperidol, does not induce changes in striatal D-2 receptor function in the rat. Biochem Pharmacol 34:2755-2763

Saller CF, Kreamer LD, Adamovage LA, Salama AI (1989) Dopamine receptor occupancy in vivo: measurment using N-ethoxycarbonyl-2-ethoxy-1,2-dihydroquinoline (EEDQ). Life Sci 45:917-929

Schmutz J (1975) Neuroleptic piperazinyl-dibenzo-azepines Arzneimittelforsch 25:712-720

Seemann P (1980) Brain dopamine receptors. Pharmacol Rev 32:229-313

Seemann P (1992) Dopamine receptor sequences: Therapeutic levels of neuroleptics occupy D-2 receptors, clozapine occupies D-4. Neuropsychopharmacology 7:261-284

Seemann P, Niznik HB, Guan HC, Booth G, Ulpian C (1989) Link between D-1 and D-2 dopamine receptors is reduced in schizophrenia and Huntington diseased brain. Proc Natl Acad Sci 86:10156-10160

Shaikh S, Collier D, Kerwin RW, Pilowsky LS, Gill M, Xu WM, Thornton A (1993) Dopamine D-4 receptor subtypes and responde to clozapine. Lancet 341-116

Sibley DR, Monsma FJ (1992) Molecular biology of dopamine receptors. Trends Pharmacol 13:61-69

Sokoloff P, Giros B, Bouthenet ML, Schwartz JC (1990) Molecular cloning und characterisation of a novel dopamine receptor (D-3) as a target for neuroleptics. Nature 347:146-151

Sokoloff P, Giros B, Martres MP, Andrieux M, Besancon R, Pilon C, Bouthenet ML (1992) Localisation and function of the D-3 dopamine receptor. Drug Res 42:224-230

Stille G, Lauener H, Eichenberger E (1971) The pharmacology of 8-chloro-11-(4-methyl-1-piperazinyl)-5H-dibenzo[b, e] [1,4] diazepine (Clozapine). Il Farmaco 26:603-625

Sunahara RK, Guan, HC, O'Dowd F, Seemann P, Laurier LG, Ng G, George SR, Torchia J, Van Tol HHM, Niznik HB (1991) Cloning of the gene for a human dopamine D-5 receptor with higher affinity for dopamine than D-1. Nature 350:614-619

Van Putten T, Marder SR, Mintz J, Poland RE (1992) Haloperidol plasma levels und clinical response. A Therapeutic window relationship. Am J Psychiatry 149:500-505

Van Tol HHM, Bunzow JR, Guan HC, Sunahara RK, Seemann P, Niznik HR, Civelli O (1991) Cloning of the gene for a human dopamine D-4 receptor with high affinity for the antipsychotic clozapine. Nature 350:610-614

Van Tol HHM, Wu CM, Guan HC, Ohara K, Bunzow JR, Civelli O, Kennedy J, Seemann P, Niznik HP, Jovanovic V, (1992) Multiple dopamine D-4 receptor variants in the human population. Nature 358:149-152

Waddington JL, O'Boyle KM (1989) Drugs acting on brain dopamine receptors: a conceptual re-evaluation five years after the first elective D-1 antagonist. Pharmacology Ther 43:501-527

White FJ, Wang RY (1983) Differential effects of classical und atypical antipsychotic drugs on A9 und A10 dopamine neurons. Science 221:1054-1057

Zhang W, Tilson H, Stachowiak MK, Hong JS (1989) Repeated haloperidol administration changes basal release of striatal dopamine und subsequent response to haloperidol challenge. Brain Res 484:389-392

Indikationen für Clozapin

B. Woggon

Die Indikationen für ein Medikament ergeben sich vor allem aus seinen Wirkungskomponenten und seinem Nebenwirkungsprofil. Für die genaue Charakterisierung ist es wichtig, wie sich Wirkungen und Nebenwirkungen einer Substanz von denjenigen anderer Präparate unterscheiden, für die die gleichen oder ähnliche Indikationen gelten.

Die Hauptwirkungskomponenten von Clozapin und anderen Neuroleptika sind eine antipsychotische, sedierende, muskelrelaxierende und angstlösende Wirkung. Die Vorteile des atypischen Neuroleptikums Clozapin lassen sich am besten durch Auflistung der Nachteile klassischer oder typischer Neuroleptika herauskristallisieren.

Im Unterschied zu Deutschland wird Clozapin in der Schweiz weniger restriktiv verwendet. Eine Umfrage über die Anwendung von Clozapin bei den Chefärzten psychiatrischer Kliniken in der Schweiz gibt einen Überblick darüber, bei welchen Patienten und aus welchen Gründen Clozapin verordnet wird.

In der Psychiatrischen Universitätsklinik Zürich haben wir seit 1968 Erfahrung mit Clozapin. Basierend auf den Daten von 702 Clozapinpatienten werden die Indikationen von Clozapin diskutiert.

Nachteile typischer Neuroleptika

Die Häufigkeit extrapyramidaler Nebenwirkungen ist bei Verwendung von Neuroleptika aus verschiedenen chemischen Gruppen unterschiedlich, die Spannbreite beträgt 15 % (Phenothiazine vom Chlorpromazintyp) bis 80 % (Haloperidol).

Typische Neuroleptika sind wirksamer gegen sog. produktive psychotische Symptome als gegen sog. negative oder Minussymptome. Gerade bei chronischen Schizophrenien haben negative Symptome gravierende soziale Konsequenzen. Sie sind oft der Grund für das Versagen von Rehabilitationsbemühungen.

Auch bei vorhandener Compliance gibt es Patienten, die auf typische Neuroleptika therapieresistent sind. 5–10 % der in Kliniken erstbehandelten Patienten sprechen nicht oder nur ungenügend auf Neuroleptika an, so daß sie sog. neue Langzeitpatienten werden.

Definition atypischer Neuroleptika

Basierend auf den kurz beschriebenen Nachteilen typischer Neuroleptika läßt sich folgende Definition atypischer Neuroleptika formulieren: atypische Neuroleptika haben keine extrapyramidalen Nebenwirkungen, sind wirksam gegen die sog. negativen schizophrenen Symptome und wirken auch bei auf typische Neuroleptika therapieresistenten Schizophrenien.

Es gibt eine große Zahl chemischer Substanzen mit möglicher neuroleptischer Wirksamkeit aufgrund neuer Wirkungsmechanismen, mit und ohne dopaminerge Eigenschaften (Kornhuber 1992), die sich vielleicht auch klinisch als atypische Neuroleptika erweisen werden. Von den bisher bereits klinisch geprüften Substanzen sind Remoxiprid und Risperidon besonders vielversprechend. Beide Präparate sind in Dosierungen antipsychotisch wirksam, die nur wenige extrapyramidale Nebenwirkungen hervorrufen. Für beide Substanzen konnte in klinischen Prüfungen gezeigt werden, daß sie gegen negative Symptome wirksam sind. Zur Zeit fehlen noch Studien zur Wirksamkeit bei Therapieresistenz auf typische Neuroleptika. Bis jetzt ist Clozapin demnach das einzige Antipsychotikum, das alle drei Kriterien für ein atypisches Neuroleptikum erfüllt.

Das atypische Neuroleptikum Clozapin

Die antipsychotische Wirkung von Clozapin konnte schon vor mehr als zwei Jahrzehnten beschrieben werden (Gross u. Langner 1966; Berzewski et al. 1969). Sehr früh konnte gezeigt werden, daß Clozapin nur sehr wenige extrapyramidale Nebenwirkungen hervorruft (Angst et al. 1971a; Stille u. Hippius 1971). Clozapin bewirkt keine Erhöhung des Prolaktin-Serumspiegels (Meltzer et al. 1979), bewirkt in der Regel keine Spätdyskinesien (Caine et al. 1979; Meltzer u. Luchins 1984), ist stärker wirksam gegen Minussymptome und wirkt auch bei Patienten mit Therapieresistenz auf typische Neuroleptika (Kane et al. 1988).

Verwendung von Clozapin in der Schweiz

1972 wurde Clozapin in der Schweiz registriert und gewann rasch zunehmend an Beliebtheit. Nachdem 1975 in Finnland unter Clozapinbehandlung 16 Agranulozytosen (8 mit tödlichem Ausgang) aufgetreten sind, wurde Clozapin seltener verwendet und es wurden regelmäßige Blutbildkontrollen eingeführt.

1992 wurden im Arzneimittelkompendium der Schweiz (Morant u. Ruppaner 1992) die Indikationen für Clozapin eingeschränkt. Folgende Indikationen wurden nicht mehr aufgeführt „schwere psychische und motorische Erregungssymptome, auch bei Manien und anderen Psychosen". Es blieben nur noch folgende Indikationen übrig: „Leponex ist nur bei schizophrenen Patienten indiziert, die nachweislich auf mindestens zwei andere Neuroleptika nicht oder nicht befriedigend ansprechen oder mit schweren extraprymidalen Nebenwirkungen, insbesondere Spätdyskinesien, reagieren". Im Februar 1992 hat die Herstellerfirma alle Ärzte in der Schweiz auf diese Einschränkung in einem Brief aufmerksam gemacht.

Im August 1992 haben wir bei den Chefärzten der psychiatrischen Kliniken in der Schweiz eine Umfrage gemacht, um zu überprüfen, ob die von der Firma geforderte Einschränkung der Verwendung von Clozapin in die Praxis umgesetzt worden ist.

Von den 57 Befragten haben 48 (84 %) geantwortet. An die Beschränkung nur auf schizophrene Psychosen (einschließlich Mischpsychosen/schizoaffektive Psychosen) halten sich 40 % (19); 50 % (24) geben Clozapin nur bei Therapieresistenz auf andere Neuroleptika und 48 % (23) nur bei Patienten, die andere Neuroleptika nicht vertragen.

Clozapin wird auch bei anderen Diagnosen als der Schizophrenie verordnet, und zwar bei Manien, wahnhaften Depressionen, Morbus Parkinson, erregter Oligophrenie, schweren Fällen von Borderline, organischen Psychosen und ganz allgemein bei Aggressivität.

46 % (22) geben in Ausnahmefällen Clozapin auch als Neuroleptikum der ersten Wahl, z. B. bei Parkinson-Kranken. Im Rahmen schizophrener Erkrankungen gelten folgende Merkmale als Grund für die Anwendung von Clozapin in erster Wahl: somatische Erkrankungen, jüngere angetriebene Patienten, ängstlich-skeptische Patienten, Negativsymptomatik, Mischpsychosen, Dauermedikation vorauszusehen, vorhandene extrapyramidale Nebenwirkungen, vorhandene Spätdyskinesien; Patienten, bei denen man die Compliance nicht gefährden will oder die keine extrapyramidalen Nebenwirkungen haben dürfen, wie z. B. Musiker oder Zahnärzte.

Erfahrungen mit Clozapin
in der Psychiatrischen Universitätsklinik Zürich

1968 wurde in unserer Klinik eine offene Prüfung von Clozapin durchgeführt und 1970 eine Doppelblindstudie im Vergleich zu Levomepromazin (Angst et al. 1971b). Wir haben Clozapin bis einschließlich 1991 in breiter Indikation und als Neuroleptikum der ersten Wahl gegeben. Jährlich werden etwa 400 Patienten mit Clozapin behandelt.

Am 3.4.1992 haben wir eine Stichtagserhebung durchgeführt, um die Häufigkeit von Clozapinbehandlungen zu ermitteln. Von den 329 an diesem Tag bei uns hospitalisierten Patienten standen 106 (32,2 %) unter Clozapin. Der Anteil von Clozapinpatienten lag mit 50 % auf den chronischen Abteilungen sehr viel höher als auf den akuten Aufnahmeabteilungen (20 %).

Wir führen die wöchentliche Leukozytenkontrolle nicht nur wie von der Herstellerfirma vorgeschlagen 18 Wochen lang durch, sondern wenn irgend möglich, während der gesamten Behandlungsdauer. Ausnahmen müssen vom zuständigen Oberarzt angeordnet werden. Bei Werten der Leukozytengesamtzahl unter $5000/\text{mm}^3$ wird ein Differentialblutbild angefertigt.

Wir haben in mehr als 20 Jahren nur 5 Agranulozytosen gesehen, davon eine bei der Kombinationsbehandlung Clozapin und Carbamazepin. Der Ausgang war in allen 5 Fällen gut.

Die Seltenheit der Agranulozytose in unserer Klinik stimmt gut mit den Resultaten der Psychiatrischen Universitätsklinik München überein (Naber u. Hippius 1990). In England entwickelten 3 von 1000 mit Clozapin behandelten Patienten eine Agranulozytose (Veys et al. 1992). Die amerikanischen Zahlen sind mit 1-2 % Agranulozytosehäufigkeit sehr viel höher (Lieberman et al. 1990).

Diese Unterschiede lassen sich schwer erklären, ebenso wie die 1975 beobachtete Häufung in Finnland. Vielleicht spielen genetische Faktoren eine Rolle. Natürlich kann man auch daran denken, daß bei Routineanwendung Nebenwirkungen weniger sorgfältig kontrolliert werden als in klinischen Prüfungen. Aus diesem Grund stellen wir jetzt retrospektiv, beginnend mit 1991, unsere Clozapinfälle zusammen. Es braucht sicher drei- bis viertausend Fälle, um eine gültige Aussage zur Agranulozytose-Häufigkeit machen zu können.

Zur Zeit liegen die Ergebnisse von 702 Patienten vor, deren Befunde im Rahmen von Doktorarbeiten von Sibylle Schacke, Clemens Boehle und Franziska Gamma bearbeitet worden sind.

186 Patienten (27 %) hatten Leukozytenwerte < 5000. Das Differentialblutbild ergab bei 22 Patienten (3 %) eine Granulozytopenie (< 1500), in keinem Fall eine Agranulozytose (< 500).

Um die in unserem Hause üblichen Indikationen zu veranschaulichen, haben wir die Diagnosen der 702 Patienten zusammengestellt; 558 Patienten hatten eine Schizophrenie, 83 eine Affektpsychose, 20 eine organische Psychose, 13 eine Persönlichkeitsstörung, 10 paranoide Syndrome, je 4 nichtorganische Psychosen oder depressive Zustandsbilder, je 3 Anpassungsstörungen und Schwachsinn und je 1 Neurose, Anorexia nervosa, akute Belastungsreaktion und Hirnschädigung.

Die Affektpsychosen (83) gliedern sich in 44 (53 %) Manien, 16 (19 %) Depressionen und 9 (10 %) andere Formen.

Die 558 schizophrenen Psychosen lassen sich aufgliedern in 268 (48 %) paranoide Schizophrenien, 168 (30 %) schizoaffektive Psychosen, 42 (8 %) Katatonien, 35 (6 %) Hebephrenien, 19 (3 %) schizophrene Restzustände, 13 (2 %) akute schizophrene Episoden, 6 andere Schizophrenien, 5 Schizophrenia simplex und 2 latente Schizophrenien.

Schlußfolgerungen

Die Umfrage bei den Chefärzten der psychiatrischen Kliniken und die Erfahrungen mit Clozapin in der Psychiatrischen Universitätsklinik Zürich zeigen deutlich, daß die Indikationen für die Anwendung von Clozapin in der Schweiz weiter gestellt werden als es den Vorschlägen der Herstellerfirma entspricht. Es wäre sehr wünschenswert, Studien zur Wirksamkeit von Clozapin bei anderen Diagnosen als der Schizophrenie durchzuführen (Klimke u. Kieser 1990).

Ein wichtiges Anwendungsgebiet für Clozapin stellt die Langzeitbehandlung schizophrener Patienten dar. Die Compliance typischer Neuroleptika ist recht niedrig, sie beträgt etwa 40-55 % (van Putten 1974; Johnson 1977; Axelrod u. Wetzler 1989). Es ist anzunehmen, daß die Compliance von Clozapin besser ist als diejenige typischer Neuroleptika, weil die subjektive erlebten Veränderungen weniger unangenehm sind (Naber et al. 1992). Dieser Punkt ist deshalb so wichtig, weil die Langzeitbehandlung schizophrener Patienten aufgrund neuerer Untersuchungsergebnisse zum Verlauf schizophrener Psychosen in Zukunft noch an Gewicht gewinnen wird (Kissling et al. 1991).

Bei jeder Behandlung eines Patienten muß der Arzt Überlegungen zum Verhältnis von Risiko und Nutzen anstellen. Wenn man aus klinischer Erfahrung die destruktive Kraft schizophrener Psychosen kennt, die Qualen der betroffenen Patienten und die sozialen Konsequenzen, dann fällt es nicht schwer, ein Agranulozytoserisiko von weniger als 1 ‰ in Kauf zu nehmen. Dies umso mehr, weil bei engmaschiger Kontrolle und vor allem genauer Information der Patienten bezüglich Blutbildkontrollen bei Infektzeichen die mögliche Lebensgefahr für die Patienten minimal ist. Man sollte vielleicht auch nicht vergessen, daß 10-15 % schizophrener Patienten an Suizid sterben.

Literatur

Angst J, Bente D, Heimann H, Helmchen H, Hippius H (1971a) Das klinische Wirkungsbild von Clozapin (Untersuchung mit dem AMP-System. Pharmakopsychiatrie 4:200-211

Angst J, Jaenicke U, Padrutt A, Scharfetter Ch (1971b) Ergebnisse eines Doppelblindversuches von HF 1854 (8-Chlor-11(4-methyl-1-piperazinyl)-5H-dibenzo(b,e)(1,4)diazepin) im Vergleich zu Levomepromazin. Pharmakopsychiatrie 4:192-200

Axelrod S, Wetzler S (1989) Factors associated with better compliance with psychiatric aftercare. Hosp Community Psychiatry 40:397-401

Berzewski H, Helmchen H, Hippius H, Hoffman H, Kanowski S (1969) Das klinische Wirkungsspektrum eines neuen Dibenzdiazepin-Derivates. Arzneimittelforschung 19:496-498

Caine ED, Polinsky RJ, Kartzinel R, Ebert MH (1979) The trial use of clozapine for abnormal involuntary movement disorders. Am J Psychiatry 136:317-320

Gross H, Langner H (1970) Das Neuroleptikum 100-129/HF-1854 (Clozapin) in der Psychiatrie. Int Pharmakopsychiatrie 4:220-230

Johnson DAW (1977) Practical considerations in the use of depot neuroleptics for the treatment of schizophrenia. Br J Hosp Med 17:564-569

Kane J, Honigfeld G, Singer J, Meltzer HY and the Clozaril Collaborative Study Group (1988) Clozapine for the treatment-resistant schizophrenic: a double-blind comparison with chlorpromazine. Arch Gen Psychiatry 45:789-796

Kissling W, Kane JM, Barnes TRE, Dencker SJ, Fleichhacker WW, Goldstein MJ, Johnson DAW, Marder SR, Müller-Spahn F, Tegeler J, Wistedt B, Woggon B (1991) Guidelines for neuroleptic relapse prevention in schizophrenia: towards a consensus view. In: Kissling W (ed) Guidelines for neuroleptic relapse Prevention. Springer, Berlin Heidelberg, pp 155-163

Klimke A, Klieser E (1990) Das atypische Neuroleptikum Clozapin. Fundamenta Psychiatrica 4:190-202

Kornhuber J (1992) (Potentielle) Antipsychotika mit neuartigen Wirkmechanismen. In: Riederer P, Laux G, Pöldinger W (Hrsg) Neuro-Psychopharmaka, Bd 4. Springer, Wien, pp 185-196

Krupp P, Barnes P (1992) Clozapine-associated agranulocytosis: risk and aetiology. Br J Psychiatry 160 (Suppl 17) :38-40

Lieberman JA, Yunis J, Egea E, Canoso RT, Kane JM, Yunis EJ (1990) HLA-B38, DR4, DQw3 and clozapine-induced agranulocytosis in jewish patients with schizophrenia. Arch Gen Psychiatry 47:945-948

Meltzer HY, Goode DJ, Schyve PM, Young M, Fang VS (1979) Effect of clozapine on human serum prolactin levels. Am J Psychiatry 136:1550-1555

Meltzer HY, Luchins DJ (1984) Effect of clozapine in severe tardive dyskinesia: a case report. J Clin Pschopharmacol 4:286-287

Morant J, Ruppaner H (1992) Arzneimittelkompendium der Schweiz. Documed, Basel

Naber D, Hackl C, Marzelli B, Modell S, Boerner R, Koch HJ (1992) Zur subjektiven Wirkung von Clozapin (Leponex) im Vergleich zu typischen Neuroleptika. In: Naber D, Müller-Spahn F (Hrsg) Clozapin. Pharmakologie und Klinik eines atypischen Neuroleptikums. Schattauer, Stuttgart New York, S 171-177

Naber D, Hippius H (1990) The european experience with use of clozapine. Hospi Commun Psychiatry 41(8):886-890

Sandell B, Eriksson L (1992) Patients' experience with remoxipride – Results conveyed by patients in group meetings and individual interviews. Psychopharmacology 107 (Abstracts): B12

Stille G, Hippius H (1971) Kritische Stellungnahme zum Begriff der Neuroleptika (und von pharmakologischen und klinischen Befunden mit Clozapin). Pharmakopsychiatrie 4:182-191

Van Putten T (1974) Why do schizophrenic patients refuse to take their drugs? Arch Gen Psychiatry 31:67-72

Veys PA, Wilkes S, Shah S, Noyelle R, Hoffbrand AV (1992) Clinical experience of clozapine-induced neutropenia in the UK. Laboratory investigation using liquid culture systems and immunofluorocytometry. Drug Safety 7 (Suppl 1) :26-32

Clozapin in der Kinder- und Jugendpsychiatrie

E. Schulz, H. Remschmidt und M. Martin

Die Inzidenz schizophrener Psychosen zeigt in der Altersgruppe adoleszenter Patienten einen sprunghaften Anstieg der Ersterkrankungen. Das Erstmanifestationsalter der schizophrenen Psychosen liegt dabei zu 22,1 % zwischen dem 15.-19. Lebensjahr (Remschmidt u. Martin 1992).

Die Prognose der in der Präpubertät und Adoleszenz beginnenden Schizophrenien ist dabei ungünstiger als der Verlauf im Erwachsenenalter (Weiner 1982). Nach den bisher vorliegenden Befunden erreichen 23 % der jugendlichen Patienten eine weitgehende Remission; 52 % jedoch nehmen einen chronischen Verlauf gegenüber nur ca. 25 % im Erwachsenenalter; der Anteil von Teilremissionen beträgt im Erwachsenenalter 50 %, während nur 25 % der jugendlichen Schizophrenen eine teilweise Remission erreichen. Anhand einer Katamnese von 51 adoleszenten Patienten mit schizophrenen Psychosen (zwischen 14 und 18 Jahren alt) fand Krausz (1990) im Hinblick auf den Langzeitverlauf über mindestens 5 Jahre einen Anteil von 50 % mit chronifizierten Verläufen. Nur 22 % der Patienten zeigten ein weitgehende Remission. Diese Katamnesedaten stützen somit die älteren Befunde über eine eher ungünstige Prognose schizophrener Psychosen in der Adoleszenz. Als die drei wichtigsten Prognoseindikatoren gelten dabei Erkrankungsalter, Art des Erkrankungsbeginns und prämorbide Persönlichkeit (Lehmkuhl 1986). Jüngste verlaufsdynamische Untersuchungen an Adolsezenten mit schizophrener Psychose belegen, daß der Unterscheidung in die klassischen klinischen Subtypen der Schizophrenie (Hebephrenie, paranoide Schizophrenie etc.) bei Adoleszenten keinen entscheidenden Voraussagewert für Verlauf und Prognose hat (Martin 1991; Remschmidt et al. 1991; Schmidt u. Blanz 1992). Für die Kinder- und Jugendpsychiatrie stellt sich entsprechend die Aufgabe, nach Wegen zu suchen, wie der Verlauf dieser schweren Erkrankung im Kindes- und Jugendalter günstiger beeinflußt werden kann. Trotz neuroleptischer Therapie können ca. 40 % der Adoleszenten, die an einer Schizophrenie erkranken, aufgrund fortbestehender Beeinträchtigungen nach Beendigung der stationären Therapie nicht unmittelbar ihre schulische und berufliche Tätigkeit wieder aufnehmen und auch nicht in das häusliche Milieu zurückkehren. Die Effizienz einer entsprechenden Nachsorge konnte anhand eines Rehabilitationsprogramms für an schizophrenen und schizoaffektiven Psychosen erkrankten Jugendlichen nachgewiesen werden (Martin u. Remschmidt 1983, 1984; Martin 1991).

Bislang wurden jedoch nur wenige Anstrengungen unternommen, die Pharmakotherapie präpubertärer und adoleszenter schizophrener Psychosen durch kontrollierte Studien zu evaluieren (Pool et al. 1976; Realmuto et al. 1984; Campbell 1985; Campbell et al. 1983). Beim gegenwärtigen Stand der konventionellen neuroleptischen Pharmakotherapie kann auch in der Adoleszenz von ungefähr 30 % initialer Non-Responder im Rahmen der medikamentösen Behandlung ausgegangen werden (Remschmidt et al. 1992). Unter Berücksichtigung des in dieser Altersgruppe, verglichen mit Erwachsenen, nahezu doppelt so hohen Risikos der Chronifizierung, wurden an unserer Klinik bislang zwei retrospektive Studien zur Evaluation der Wirksamkeit und Verträglichkeit von Clozapin als atypisch neuroleptischer Substanz durchgeführt (Siefen u. Remschmidt 1986; Remschmidt et al. 1992). Anhand dieser Daten konnte gezeigt werden, daß bei adoleszenten Patienten, mit vorwiegend chronifizierter Schizophrenie, ca. 30 % nicht von einer konventionellen neuroleptischen Therapie profitierten. Dabei wurden in unserer zweiten Studie (Remschmidt et al. 1992) 41 Patienten mit der Diagnose einer schizophrenen oder schizoaffektiven Psychose mit Clozapin behandelt. Die Indikation für das atypische Neuroleptikum ergab sich aus folgenden Konstellationen:

1. Nicht Ansprechen auf eine klassische neuroleptische Medikation. Dies traf auf 35 Patienten (85 %) zu.
2. Verschlechterung der Symptomatik während der konventionellen neuroleptischen Therapie. Dies war bei 19 Patienten (46 %) zu beobachten.
3. Unerwünschte Nebenwirkungen unter der konventionellen neuroleptischen Medikation bei 18 Patienten (44 %).

Bei 31 (76 %) der unter stationären Bedingungen mit Clozapin behandelten Patienten zeigte sich eine deutliche Verbesserung der Symptomatik. Einem Großteil dieser Patienten war es möglich, anschließend an einem umfassenden Rehabilitationsprogramm teilzunehmen. Drei von ihnen (7 %) zeigten sogar eine komplette Remission der schizophrenen Symptomatik (Remschmidt et al. 1992).

Im Folgenden soll nun auf erste Ergebnisse der von uns inaugurierten prospektiven Studie über den Verlauf schizophrener Psychosen im Jugendalter und den Stellenwert des atypischen Neuroleptikums Clozapin im Spektrum der medikamentösen Behandlung näher eingegangen werden.

Zur Methodik der prospektiven Untersuchung

Von Mai 1991 bis Mai 1993 wurden bislang 75 Patienten mit der Diagnose einer schizophrenen oder schizoaffektiven Psychose erfaßt. Einbezogen wurden alle stationären, ambulanten und in der Rehabilitationseinrichtung Leppermühle betreuten Patienten. Im Hinblick auf die Chronizität der Erkrankung und die Langzeitverträglichkeit der Medikation erscheint uns die Verlaufsuntersuchung von 40 Patienten der Rehabilitationseinrichtung, die im Verlaufe eines Jahres in sechswöchigen Abständen untersucht wurden, von besonderem Interesse. Dabei kamen folgende Untersuchungen und Inventare zur Anwendung:

- Brief Psychiatric Rating Scale (Overall u. Gorham 1962)
- Dosage Record and Treatment Emergent Symptom Scale (DOTES);
  (National Institute of Mental Health, 1976; In: Guy G (ed) 1976) in
  überarbeiteter Marburger Form zu Nebenwirkungen und Medikamentengabe
- Andreasen Skalen (SANS und SADS); (Andreasen u. Olsen 1982)
  in Marburger Übersetzung
- RAOS (Häfner et al. 1990) und Marburger Ergänzung für das Kindes- und
  Jugendalter
- Test d2 (Brickenkamp 1975)
- Untertest 3 des Leistungsprüfungsystems (Horn 1983)
- Untertest 6 des Leistungsprüfungsystems (Horn 1983)
- Paranoid-Depressivitäts-Skala (Von Zerssen 1976)
- Frankfurter Beschwerde-Fragebogen (Süllwold 1977)
- Skala zur Gesamtbeurteilung von Kindern und Jugendlichen
  (Steinhausen 1985)
- Marburger Klassifikation praemorbider Belastungen
- Diagnosen (ICD-10 und Symptomkomplexe, DSM-III-R)
- Laborbestimmungen (Bilirubin, GOT, GPT, GGT, AP, Kreatinin, Harnstoff,
  Blutbild, Differentialblutbild incl. Thrombozyten, Prolaktin, DST,
  Noradrenalin, Adrenalin, Dopamin, MHPG, Serotonin)

Zur Stichprobe

Altersverteilung und Geschlecht

Von den 40 Patienten (22 männliche, 18 weibliche; Durchschnittsalter 19.1 ± 2.2 Jahre) ist die Alterverteilung der Abbildung 1 zu entnehmen. Das Alter bezieht sich jeweils auf das Datum des Studieneintritts des Patienten.

Es ergab sich kein signifikanter Unterschied im Alter der Patienten bezogen auf das Geschlecht. Von diesen 40 Patienten wurden 20 mit Clozapin behandelt. Die Aufteilung nach den Geschlechtern zeigt keinen statistisch relevanten Unterschied zwischen den beiden Behandlungsgruppen. Die Abbildung 2 zeigt die Verteilung der Geschlechter innerhalb der Gesamtstichprobe.

Die Verteilung der Diagnosen

Die Verteilung der Diagnosen anhand der Subtypen schizophrener Psychosen, rubriziert nach der ICD-10-Klassifikation, ist Abbildung 3 zu entnehmen.

Am häufigsten wurde der paranoide Typ diagnostiziert (n=28), gefolgt von der hebephrenen Schizophrenie (n=8) und der schizoaffektiven Psychose (n=3). Es ergaben sich keine relevanten Unterschiede in Bezug auf das Geschlecht. Klassifiziert man die Verlaufstypen nach ICD-10, so fällt auf, daß kontinuierlich erkrankte Patienten überwiegen. Von der untersuchten Patientengruppe befanden sich zu Be-

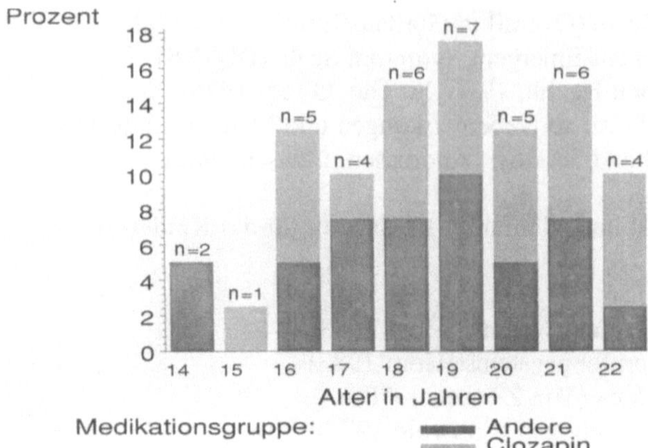

Abb. 1. Altersverteilung und Medikationsgruppe (Clozapin n=20; andere Neuroleptika n=20)

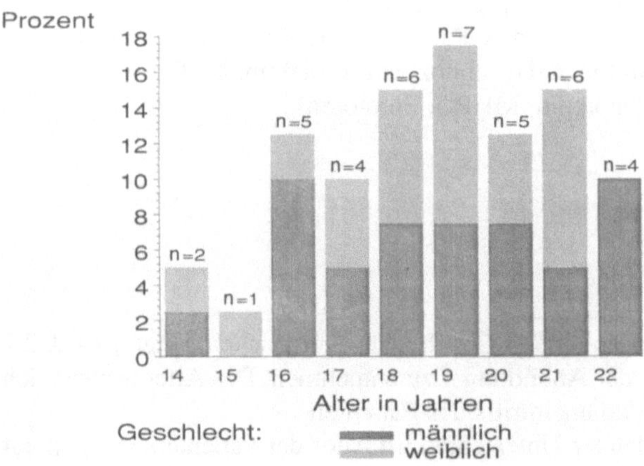

Abb. 2. Die Verteilung der Geschlechter in der Gesamtstichprobe (n=40)

ginn der Untersuchung nur 17 % in vollständiger oder unvollständiger Remission. Legt man den Verlaufstyp nach DSM-III-R zugrunde, so befinden sich nur 7 % der Patienten in Remission. Die Mehrzahl der übrigen Patienten ist schon mehr als 4,3 Jahre erkrankt und leidet zum Teil an einer akuten Exazerbation im Rahmen der bereits chronifizierten Schizophrenie.

Intellektuelle Leistungsfähigkeit

Die folgende Tabelle 1 zeigt die Verteilung des Intelligenzniveaus innerhalb der Stichprobe.

Tabelle 1. Die Verteilung des Intelligenzniveaus (IQ) in der Gesamtstichprobe (n=40)

Hohe Intelligenz (115–129)	n= 2 (5 %)
Norm (85–114)	n=23 (58 %)
Niedrige (70–84)	n=14 (35 %)
Leichte intellektuelle Behinderung (50-69)	n= 1 (2 %)

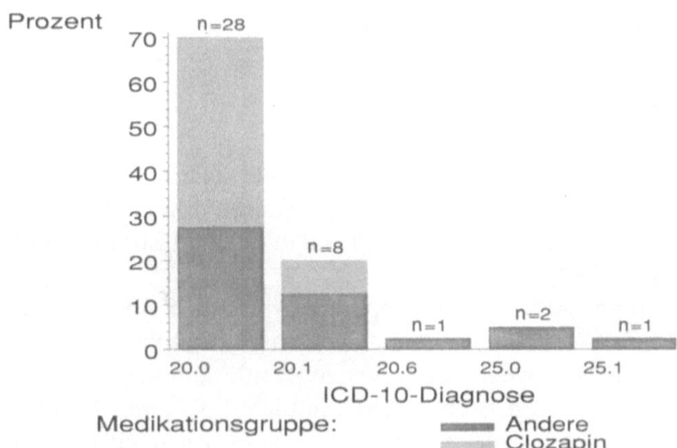

Abb. 3. Die Verteilung der Diagnosen nach ICD-10-Klassifikation innerhalb der beiden Behandlungsgruppen (Clozapin n=20; andere Neuroleptika n=20): Paranoide Schizophrenie (F20.0), hebephrene Schizophrenie (F20.1), Schizophrenia simplex (F20.6), schizomanische Störung (F25.0) und schizodepressive Störung (F23.1)

Die Intelligenzquotienten wurden den Krankenakten entnommen, die Testung wurde während des Klinikaufenthaltes durchgeführt. Wo notwendig, wurde der Intelligenzquotient auf einen Mittelwert von 100 und eine Standardabweichung von s=15 normiert. Der mittlere Intelligenzquotient liegt mit knapp 93 deutlich unter der durchschnittlichen Intelligenz von 100 bei Gesunden. Dieser leicht verminderte Intelligenzquotient bei schizophren erkrankten Patienten wird auch in der Literatur berichtet. Es befinden sich jedoch auch 2 Patienten mit hoher Intelligenz in der untersuchten Stichprobe.

Basisdaten der 40 Patienten

Anhand der von uns modifizierten Version des IRAOS (Häfner et al. 1990) konnten u. a. folgende, der Tabelle (2) zu entnehmende Basisdaten erhoben werden.

Von den 40 Patienten zeigten nur 4 ausschließlich prämorbid extrovertierte Symptome, alle anderen ausschließlich oder vorwiegend introvertierte Symptome. Ein erstes relatives Maximum für das Alter der ersten psychischen Erkrankung ergibt sich dabei um das *6. Lebensjahr* – es überwiegen Störungsbilder mit primär intro-

Tabelle 2. Basisdaten für 40 Patienten der Verlaufsuntersuchung

Alter bei ersten Anzeichen für eine psychische Erkrankung	11,5 Jahre
Alter bei erstmaligem Auftreten schizophrenietypischer Symptome	14,84 Jahre
Alter bei erster stat. Aufnahme wegen Schizophrenie	15,6 Jahre
Anzahl stat. Aufenthalte	
Clozapingruppe	3,1
Andere	2,2
Alter bei Erstapplikation eines Neuroleptikums	15,7 (12–18) Jahre
Alter bei Erstapplikation von Clozapin	17,5 (15–21) Jahre

vertierter Symptomatik. Ein zweites relatives Maximum besteht zu Beginn der Pubertät mit *11,5 Lebensjahren.* Diese Anzeichen für eine psychische Erkrankung stehen dabei häufig schon in einem direkten Zusammenhang mit der schizophrenen Erkrankung.

Beim Auftreten schizophrenietypischer Symptome sind die Patienten dann im Mittel *14,8 Jahre* alt und werden im Durchschnitt mit *15,6 Lebensjahren* zum ersten Male wegen einer Schizophrenie stationär aufgenommen. Bis zum Eintritt in das Follow-up nach durchschnittlich 4,3 Jahren Erkrankungsdauer haben sie bereits *2,2* bzw. die später mit Clozapin behandelten Patienten sogar *3,1 stationäre Aufenthalte* hinter sich.

Anhand der retrospektiven Verlaufstypologisierung konnten wir zeigen, daß bei Eintritt in die erste Episode Patienten mit Negativsymptomen überwiegen – kein einziger Patient dem Typ-I der Schizophrenie in der Klassifikation nach Andreasen zugeordnet werden konnte. Demnach zeigt das Kollektiv mit überwiegend prämorbid introvertierten Symptomen und einer frühen Manifestation mit introvertierten Belastungen über vorwiegend negative Symptome einen Übergang in die schizophrene Psychose. Patienten mit stärkerer introvertierter prämorbider Belastung sind über die 6 Testzeitpunkte des Follow-up im Trend anhand der BPRS depressiver und zeigen anhand des Süllwold-Bogens (FBF) einen höheren Score an subjektiven Beschwerden. Für die ersten Anzeichen einer psychischen Erkrankung, das Alter bei Beginn der Schizophrenie und für die erste stationäre Aufnahme wegen einer schizophrenen Psychose ergaben sich keine signifikanten Geschlechtsunterschiede.

Die Medikation innerhalb der Stichprobe

Bei 50 % der Patienten wurde Clozapin als Neuroleptikum verordnet (n=20). Am zweithäufigsten wurde Haloperiodol (n=9) appliziert, gefolgt von Levomepromazin, Fluphenazin, Flupentixol, Promethazin, Chlorprothixen, Perazin und Thioridazin.

Die nachfolgende Tabelle 3 zeigt die vier wichtigsten Gründe, die zur Indikationsstellung für Clozapin führten.

Tabelle 3. Gründe für die Indikationsstellung zur Gabe von Clozapin (n=20)

Non-response unter Vormedikation	85 %
Gravierende Nebenwirkungen unter der Vormedikation	30 %
Auftreten von Minussymptomatik	30 %
Befundverschlechterung unter Vormedikation	15 %

Wie anhand der Basisdaten bereits ersichtlich (Tabelle 2), vergingen im Mittel 1,8 Jahre von der erstmaligen Gabe eines Neuroleptikums im Rahmen der sich manifestierenden Schizophrenie bis zur Indikationsstellung für das atypische Neuroleptikum Clozapin. Aus der Vormedikation mit mindestens drei unterschiedlichen konventionellen Neuroleptika dokumentiert sich (Tabelle 3) die bereits von uns im Rahmen der retrospektiven Studie (Remschmidt et al. 1992) beschriebene Trias aus Nichtansprechen, gravierenden Nebenwirkungen und Befundverschlechterung mit sich stärker akzentuierender Negativsymptomatik als Grundlage für die Indikationsstellung zur Therapie mit Clozapin.

Ergebnisse

Die Dosierung von Clozapin

Im Hinblick auf die Dosierung und die Unterscheidung zwischen Mono- und Kombinationstherapien ergab sich folgende Aufteilung.

Wie aus Tabelle 4 ersichtlich, erschienen 65 % der mit Clozapin behandelten Patienten mit einer Monotherapie ausreichend mediziert. In der Gruppe der mit konventionellen Neuroleptika behandelten Patienten (n=20) konnten hingegen nur 20 % monotherapiert werden. Ein ebenso deutlicher Unterschied ergibt sich für die Aufteilung der Begleitmedikation aufgrund von Nebenwirkungen: In 75 % (n=15) der mit konventionellen Neuroleptika behandelten Patienten zeigten sich Nebenwirkungen, die eine Begleitmedikation (vorwiegend Kreislaufmittel, Laxantien und Biperiden) erforderlich machten. In der Clozapin behandelten Gruppe war eine Zusatzmedikation nur in 20 % (n=4) der Fälle erforderlich. Bei diesen Patienten wurden β-Rezeptorenblocker und kreislauftonisierende Mittel verordnet.

Tabelle 4. Die Dosierung von Clozapin (n=20) im Vergleich zur konventionellen Neuroleptikatherapie (n=20)

Monotherapie	
Clozapin	65 %
Andere Neuroleptika	20 %
Dosierung in Chlorpromazineinheiten:	
Clozapin	324 (75–600) mg
Andere Neuroleptika	465 (100–730) mg

Nebenwirkungen der Medikation

Innerhalb des gesamten Untersuchungszeitraumes kam es im Hinblick auf die regelmäßig erfaßten Parameter der Routinelabordiagnostik in beiden Behandlungsgruppen zu keinerlei nennenswerten Alterationen. Die begonnene Clozapintherapie konnte kontinuierlich fortgeführt werden. Die anhand der DOTES-Scale erfaßten Nebenwirkungen erbrachten folgendes Ergebnis (Tabelle 5).

Tabelle 5. Der Schweregrad der Nebenwirkungen (mäßig/stark) unter konventionellen Neuroleptika im Vergleich zu Clozapin

	Follow-up Neuroleptika (n=20)	Follow-up Clozapin (n=20)
Orthostat. Hypotonie	10 %	–
Hypertonie	–	–
Tachykardie	10 %	30 %
Hypersalivation	5 %	5 %
Mundtrockenheit	10 %	–
Obstipation	–	–
Miktionsstörung	–	10 %
Gewichtszunahme	–	–
Verminderte Motorik	5 %	–
Somnolenz	10 %	5 %
Rigor	–	–
Tremor	5 %	5 %
Dystone Symptome	5 %	–
Akathisie	5 %	–
Zerebraler Anfall	–	–

Mit Ausnahme von Tachykardien und Miktionsstörungen zeigt das mit Clozapin behandelte Kollektiv eine deutlich geringere Belastung mit Nebenwirkungen.

Ein Vergleich zwischen den initial unter stationären Bedingungen erfaßten Nebenwirkungen mit den nach einem Jahr Follow-up unter Clozapingabe noch bestehenden Begleiteffekten zeigt eine deutliche Rückbildung der Nebenwirkungen mit Ausnahme der Tachykardien, die somit nicht als initial passagere Phänomene betrachtet werden können (Tabelle 6).

Im Hinblick auf die über ein Jahr hin erfolgte subjektive und vom Untersucher eingeschätzte Beeinträchtigung durch bestehende *Begleitsymptome* anhand der modifizierten DOTES-Scale zeigte die mit Clozapin behandelte Gruppe eine Tendenz zur niedrigeren Beeinträchtigung durch bestehende Begleitsymptome. Nimmt man den 103 Items umfassenden *Frankfurter-Beschwerde-Fragebogen* nach Süllwold (1977) zur Erfassung der vom Patienten selbstbeurteilten Befindlichkeit und uncharakteristischer Defizite hinzu, so zeigt sich für beide Behandlungsgruppen folgendes Bild (Abb. 4).

Tabelle 6. Der Schweregrad der Nebenwirkungen (mäßig/Stark) unter Clozapinbehandlung. Vergleich von stationärer Behandlung (n=10) mit ambulantem Follow-up (n=20)

	Stationär Clozapin (n=10)	Follow-up Clozapin (n=20)
Orthostat. Hypotonie	–	–
Hypertonie	–	–
Tachykardie	20 %	30 %
Hypersalivation	20 %	5 %
Mundtrockenheit	–	–
Obstipation	10 %	–
Miktionsstörung	10 %	10 %
Gewichtszunahme	–	–
Verminderte Motorik	10 %	–
Somnolenz	10 %	5 %
Rigor	–	–
Tremor	10 %	5 %
Dystone Symptome	–	–
Akathisie	–	–
Zerebraler Anfall	–	–

Die mit Clozapin behandelten Patienten zeigen anhand der Mediantestung eine über den gesamten Verlauf der Untersuchung hin niedrigere Beeinträchtigung im Vergleich zu den mit konventionellen Neuroleptika behandelten Patienten.

Der Einfluß der Medikation auf die Psychopathologie

Für die mit Clozapin behandelten Patienten ergibt sich ein eindeutiger Trend für eine niedrigere Symptombelastung in folgenden Bereichen: Negative und positive Symptomatik anhand der Andreasen-Skalen, Angst, Depressivität und Aktivation mittels Brief Psychiatric Rating Scale sowie der subjektiven Beschwerden im Frankfurter Beschwerde-Fragebogen. Die Patienten zeigen dabei weniger Denkstörungen und eine geringere Ausprägung der Anergie. Die über die 6 Testungen im einjährigen Follow-up erfaßten Veränderungen zeigen dabei einen durchgängigen Trend der niedrigeren Symptombelastung mit deutlicher Reduktion positiver Symptome im Mittel um 22 % und negativer Symptome um 15 % unter den Clozapinmedikation. Interessanterweise zeigen dabei auch kognitive Funktionen wie beispielsweise die im Text d2 erfaßte Aufmerksamkeitsbelastbarkeit und Konzentrationsfähigkeit ein besseres Abschneiden in der mit Clozapin behandelten Gruppe (Abb. 5).

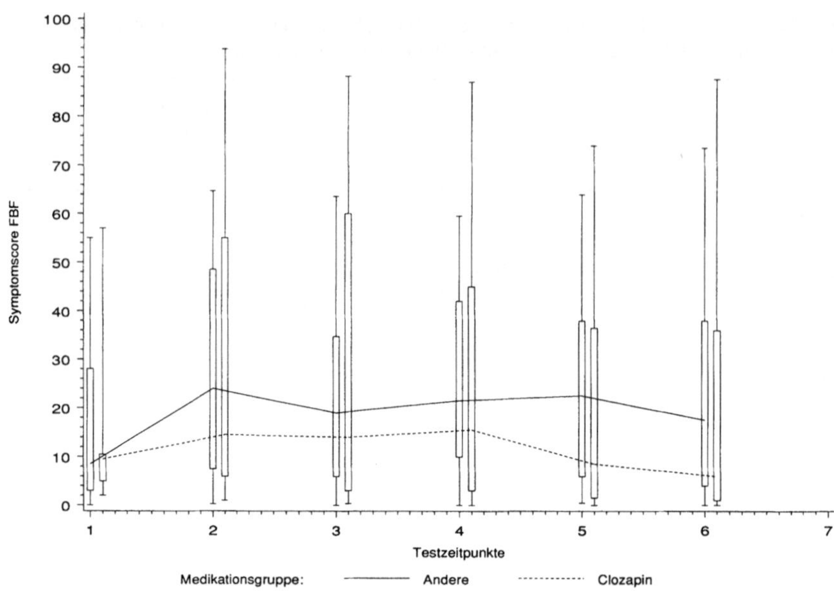

Abb. 4. Symptomscore anhand der Items des Frankfurter-Beschwerde-Fragebogens über die 6 Untersuchungszeitpunkte der einjährigen Verlaufsuntersuchung (Clozapinbehandlung n=20; andere Neuroleptika n=20)

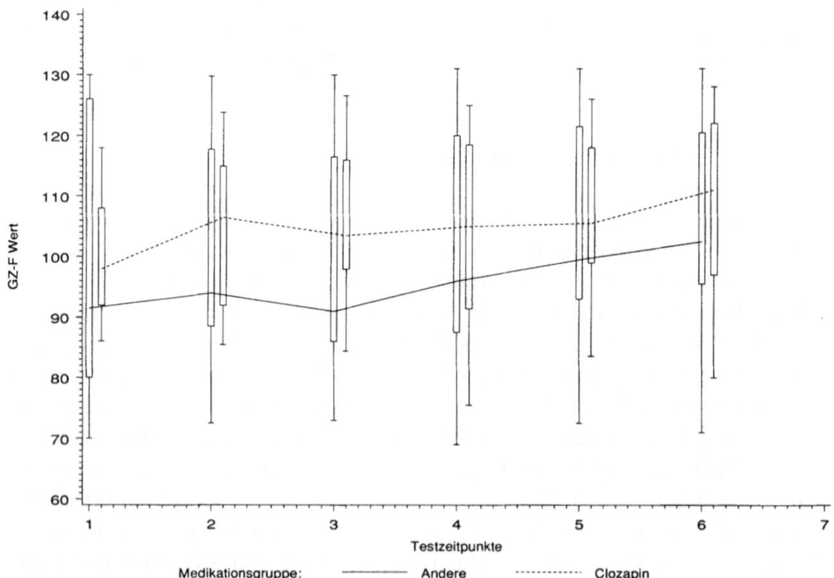

Abb. 5. Die Aufmerksamkeitsbelastbarkeit anhand des Test d2 (GZ-F Wert: Gesamtzahl der bearbeiteten Zeichen abzüglich der falsch bearbeiteten Zeichen) über die 6 Untersuchungszeitpunkte der einjährigen Verlaufsuntersuchung (Clozapinbehandlung n=20; andere Neuroleptika n=20)

Die Veränderungen biogener Amine unter Clozapinmedikation

Neben diesen Aspekten der Beeinflussung psychopathologischer und kognitiver Parameter wurden von uns auch die Plasmakonzentrationen biogener Amine mittels HPLC-ECD bestimmt. Die Konzentrationen von Serotonin, Noradrenalin und seinem Hauptmetaboliten, dem MHPG, zeigen sich in der mit Clozapin behandelten Gruppe im Mittel über die 6 Testzeitpunkte signifikant gegenüber den mit konventionellen Neuroleptika behandelten Patienten erhöht (Abb. 6-8). Alter und Geschlecht innerhalb der Behandlungsgruppe zeigen dabei keinen Einfluß auf dieses Ergebnis.

Der Befund einer signifikanten Erhöhung des Plasma-Noradrenalins unter Clozapingabe ist in Übereinstimmung mit Pickar et al. (1992) und Green et al. (1993). Über eine Erhöhung der Serotoninkonzentration im Plasma unter Clozapingabe wurde auch von Banki (1978) berichtet. Die von uns hier beschriebene deutlich erhöhte Auslenkung in der Konzentration der biogenen Amine zeigt dabei auch Beziehungen zu den Veränderungen psychopathologischer Parameter: Über die 6 Testzeitpunkte hin findet sich eine konstante negative Korrelation zwischen den MHPG-Spiegeln und dem negativen Symptomscore nach Andreasen et al. (1982). Die Werte für r liegen dabei zwischen -0.13 und -0.35, wobei der letzte Wert auf dem 5 % Niveau signifikant ist. Das Ergebnis bedeutet, daß in Phasen mit steigen-

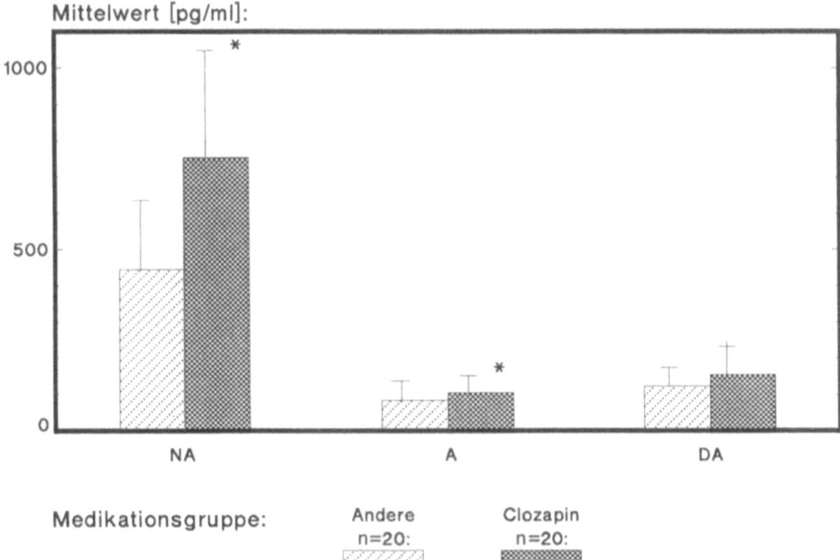

Abb. 6. Der Einfluß von Clozapin auf die Plasmakonzentration von Noradrenalin (*NA*), Adrenalin (*A*) und Dopamin (*DA*). Mittelwerte über 6 Untersuchungszeitpunkte der einjährigen Verlaufsuntersuchung. Mediantest signifikant für Noradrenalin (p=0.012) und Adrenalin (p=0.012) im Vergleich zu Patienten unter konventioneller neuroleptischer Medikation

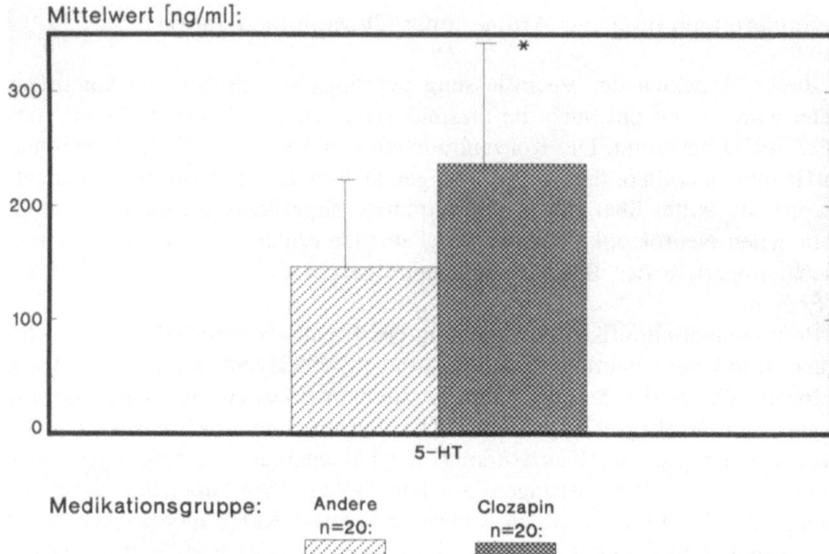

Abb. 7. Der Einfluß von Clozapin auf den Plasmaspiegel von Serotonin (5-HT). Mittelwerte über 6 Untersuchungszeitpunkte der einjährigen Verlaufsuntersuchung. *t-Test* signifikant (p=0.047) im Vergleich zu Patienten unter konventioneller neuroleptischer Medikation

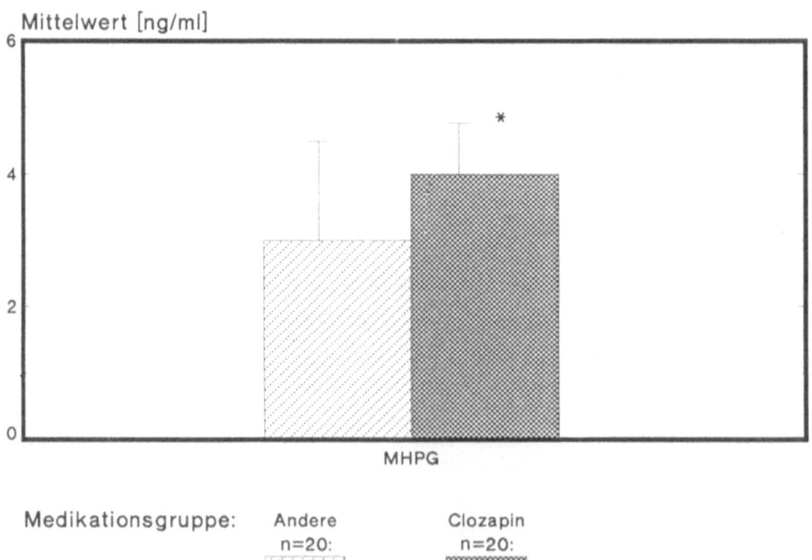

Abb. 8. Der Einfluß von Clozapin auf den Plasmaspiegel von 3-Methoxy-4-Hydroxyphenylgylcol (MHPG). Mittelwerte über 6 Untersuchungszeitpunkte der einjährigen Verlaufsuntersuchung. Mediantest signifikant (p=0.02) im Vergleich zu Patienten unter konventioneller neuroleptischer Medikation

der Negativsymptomatik die MHPG-Konzentration deutlich abfällt und in Phasen mit fallenden negativen Scores der Spiegel des Noradrenalinmetaboliten wieder in Richtung der Normalwerte von gesunden Probanden ansteigt. Des weiteren untersuchten wir, ob Patienten, die im Mittelwert der 6 Testungen jenseits der 1,5fachen Grenze des für die Konzentration der biogenen Amine ermittelten Normalwertes liegen, signifikant mehr negative, positive und depressive Symptome aufweisen. Der definierte Grenzbereich für die biogenen Amine wurde anhand gepoolter Normalseren wie folgt definiert: MHPG (4.4-6.0 ng/ml), Serotonin (128.4-173.7 ng/ml), Dopamin (77-116.4 pg/ml), Adrenalin (76.0-102.9 pg/ml) und Noradrenalin (198.6-268.7 pg/ml). Für Patienten mit deutlich erniedrigtem MHPG im Mittelwert der 6 Testungen (n=20) ergibt sich dabei ein signifikant (Mediantest: p=0.029) höherer Mittelwert der Depressivität im Vergleich zu Patienten mit weniger stark erniedrigtem MHPG-Plasmaspiegel. Bei Patienten (n=12) mit um mehr als das 1,5fach erhöhten Serotoninspiegeln im Mittelwert der 6 Testungen, ergibt sich im Vergleich zu den übrigen Patienten eine signifikant niedrigere Belastung mit negativen Symptomen der Schizophrenie (Mediantest: p=0.041).

Schlußfolgerungen

Biologische Parameter wie das MHPG als Hauptmetabolit des Noradrenalinstoffwechsels scheinen in Übereinstimmung mit Ergebnissen von Kaneko (1992), Green et al. (1993) und Maas et al. (1993a,b) anhand ihrer Fluktuation nicht nur im ZNS, sondern auch im Plasma der Patienten mit dem Vorherrschen positiver und negativer Symptome assoziiert zu sein. Eine signifikante, von Phenothiazinen und Butyrophenonen unterschiedliche Auslenkung in der Konzentration biogener Amine unter Clozapin bedarf dabei einer weiteren Abklärung auf mögliche Zusammenhänge mit einer günstigeren Beeinflussung verschiedener psychopathologischer und kognitiver Parameter bei Patienten mit schizophrenen Psychosen. Unsere Befunde belegen, daß Clozapin auch in der Peripherie, analog zu Liquorbefunden, in serotonerge und noradrenerge Regelkreise eingreift und sich dabei deutlich von konventionellen Neuroleptika unterscheidet. Im Rahmen weiterer Untersuchungen muß dabei geklärt werden, inwieweit die freien und gebundenen Subfraktionen des MHPG im Hinblick auf den ZNS-Stoffwechsel und die Verhältnisse des Noradrenalinumsatzes im Bluß eine differenziertere Betrachtung erlauben. Darüberhinaus könnte unter Clozapintherapie der von uns beschriebenen Beeinflussung des serotonergen Systems eine für die Therapie negativer Symptome entscheidene Bedeutung zukommen.

Zusammenfassung

Unsere im Rahmen einer prospektiven Studie erhobenen Ergebnisse zeigen, daß Clozapin unter Langzeitgabe bei einem Kollektiv bereits chronisch an Schizophrenie erkrankter Jugendlicher zu einer deutlich niedrigeren Symptombelastung führt. Dabei werden auch nach durchschnittlich 4,3 Jahren Erkrankungsdauer durch Clozapingabe sowohl positive als auch negative Symptome und kognitive Parameter im Vergleich zu konventionellen Neuroleptika günstig beeinflußt. Anhand des FBF beschreiben sich die Patienten dabei als subjektiv weniger beeinträchtigt. Auf biochemischer Ebene findet sich unter dem atypischen Neuroleptikum eine von konventionellen Neuroleptika signifikant verschiedene Auslenkung im Profil der biogenen Amine. Der prädiktive Wert dieser Befunde hinsichtlich der Beeinflussung psychopathologischer Symptome und kognitiver Beeinträchtigungen unter der Medikation bedarf der weiteren Abklärung.

Literatur

Andreasen NC, Olsen S (1982) Negative vs. positive schizophrenia. Definition and validation. Arch Gen Psychiatry 39:789-794

Banki CM (1978) Alterations of cerebrospinal fluid 5-hydroxyindoleacetic acid, and total blood serotonin content during clozapine treatment. Psychopharmacol 56:195-198

Blanz B, Schmidt MH (1993) Clozapine for schizophrenia. Letters to the editor. J Am Acad Child Adolesc Psychiatry 32(1):223-224

Brickenkamp R (1975) Test d2. Aufmerksamkeits-Belastungs-Test, 5. Aufl. Hogrefe, Göttingen

Campbell M (1985) Schizophrenic disorders and pervasive developmental disorders / Infantile autism. In: Wiener JM (ed) Diagnosis and psychopharmacology of childhood and adolescent disorders. Wiley, New York, pp 114-150

Campbell M, Grega DM, Green WH, Bennett WG (1983) Neuroleptic-induced dyskinesias in children. Clin Neuropharmacol 6:207-222

Green AI, Alam MY, Sobieraj JT, Pappalardo KM, Waternaux C, Salzman C, Schatzberg AF, Schildkraut JJ (1993) Clozapine response and plasma catecholamines and their metabolites. Psychiatr Res 46:139-149

Guy W (1976) ECDEU Assessment manual for psychopharmacology. National Institute of Mental Health, U.S. Department of Health, Education and Welfare, Rockville, Maryland, pp 223-244

Häfner H, Riecher A, Maurer K, Meissner S, Schmidtke A, Fätkenheuer B, Löffler W, an der Heiden W (1990) Ein Instrument zur retrospektiven Einschätzung des Erkrankungsbeginns bei Schizophrenen (Instrument for the retrospective assessment of the onset of schizophrenia – „IRAOS" – Entwicklung und erste Ergebnisse. Z Klin Psychol 19:230-255

Horn W (1983) Leistungsprüfsystem LPS, 2. Aufl. Hogrefe, Göttingen

Kaneko M, Honda K, Kanno T, Horikoshi R, Manome T, Watanabe A, Kumashiro H (1992) Plasma free 3-methoxy-4-hydroxyphenylglycol in acute schizophrenics before and after treatment. Neuropsychobiol 25(3):126-129

Krausz M (1990) Schizophrenie bei Jugendlichen – Eine Verlaufsuntersuchung. Psychiatr Prax 17:107-114

Lehmkuhl G (1986) Langzeitverlauf bei autistischen Syndromen und Psychosen. In: Schmidt MH, Drömann S (Hrsg) Langzeitverlauf kinder- und jugendpsychiatrischer Erkrankungen (Klinische Psychologie und Psychopathologie, Bd 41, Remschmidt H, Hrsg) Enke, Stuttgart, S 46-61

Maas JW, Contreras SA, Miller AL, Berman N, Bowden CL, Javors MA, Seleshi E, Weintraub S (1993a) Studies of catecholamine metabolism in schizophrenia / psychosis-I. Neuropsychopharmacology 8(2):97-109

Maas JW, Contreras SA, Miller AL, Berman N, Bowden CL, Javors MA, Seleshi E, Weintraub S (1993b) Studies of catecholamine metabolism in schizophrenia / psychosis-II. Neuropsychopharmacology 8(2):111-116

Martin M (1991) Verlauf der Schizophrenie im Jugendalter unter Rehabilitationsbedingungen. Enke, Stuttgart

Martin M, Remschmidt H (1983) Ein Nachsorge- und Rehabilitationsprojekt für jugendliche Schizophrene. Z Kinder Jugendpsychiatr 11:234-242

Martin M, Remschmidt H (1984) Rehabilitationsbehandlung jugendlicher Schizophrener. In: Remschmidt H (Hrsg) Psychotherapie mit Kindern, Jugendlichen und Familien, Bd II, Enke, Stuttgart, S 228-235

Overall JE, Gorham DR (1962) The brief psychiatric rating scale. Psychol Rep 10:799-812

Pickar D, Owen RR, Litman RE, Konicki PE, Gutierrez R, Rapaport MH (1992) Clinical and biologic response to clozapine in patients with schizophrenia. Crossover comparison with fluphenazine. Arch Gen Psychiatry 49:345-353

Pool D, Bloom W, Mielke DH, Roninger JJ, Gallant DM (1976) A controlled evaluation of loxapine in seventy-five adolescent schizophrenic patients. Curr Ther Res 19:99-104

Realmut GN, Erickson WD, Yellin AM, Hopwood JH, Greenberg LM (1984) Clinical comparison of thiothixene and thioridazine in schizophrenic adolescents. Am J Psychiatry 141:440-442

Remschmidt H, Martin M (1992) Die Therapie der Schizophrenie im Jugendalter. Deutsch Ärztebl 89(6):277-282

Remschmidt H, Martin M, Schulz E, Gutenbrunner C, Fleischhaker C (1991) The concept of positive and negative schizophrenia in child and adolescent psychiatry. In: Marneros A, Andreasen NC, Tsuang MT (eds) Negative versus positive schizophrenia, Springer, Berlin Heidelberg, pp 219-242

Remschmidt H, Schulz E, Martin M (1992) Die Behandlung schizophrener Psychosen in der Adoleszenz mit Clozapin (Leponex). In: Naber D, Müller-Spahn F (Hrsg) Clozapin – Pharmakologie und Klinik eines atypischen Neuroleptikums. Eine kritische Bestandsaufnahme. Schattauer, Stuttgart New York, S 99-119

Schmidt MH, Blanz B (1992) Behandlungsverlauf und Katamnesen von 122 Psychosen in der Adoleszenz. In: Nissen G (Hrsg) Endogene Psychosyndrome und ihre Therapie im Kindes- und Jugendalter. Psychiatriehistorische, entwicklungspsychiatrische, psychopathologische, katamnestische, humangenetische, prognostische, psychotherapeutische und psychopharmakologische Aspekte, Huber, Bern Göttingen Toronto, S 163-177

Siefen G, Remschmidt H (1986) Behandlung mit Clozapin bei schizophrenen Jugendlichen. Z Kinder Jugendpsychiatr 14:245-257

Steinhausen H-C (1985) Eine Skala zur Beurteilung psychisch gestörter Kinder und Jugendlicher. Z Kinder Jugendpsychiatr 13:230-240

Süllwold L (1977) Symptome schizophrener Erkrankung. Uncharakteristische Basisstörungen. Springer, Berlin

Von Zerssen D (1976) Paranoid-Depressivitäts-Skala (PDS). Beltz, Weinheim

Weiner IB (1982) Child and adolescent psychopathology. Wiley, New York

Clozapin – Dosierung und Plasmaspiegel

H. Oberbauer, M. Hummer und W.W. Fleischhacker

Clozapin ist ein Antipsychotikum, das nunmehr seit über 30 Jahren in verschiedenen europäischen Ländern und seit kurzer Zeit auch in den USA registriert ist. Die Wirksamkeit sowie gewisse Vorteile gegenüber herkömmlichen Antipsychotika (v. a. im Bereich extrapyramidalmotorischer Nebenwirkungen) sind gut dokumentiert (Baldessarini u. Frankenburg 1991; Claghorn et al. 1987; Goodwin 1991; Kane et al. 1981, 1988; Meltzer et al. 1991; Naber u. Hippius 1990; Perez Urdaniz et al. 1990; Pilowsky et al. 1992).

Es fällt auf, daß in allen bis dato vorliegenden Studien auf Fragen nach der Dosis-Wirkungsbeziehung und der Plamaspiegel-Wirkungsbeziehung nur geringes Augenmerk gerichtet wurde. Im folgenden soll ein Überblick über die vorliegende Literatur zu diesen Fragestellungen gegeben werden. Daraus resultierende Implikationen sowie Vorschläge für weitere Studien mit Clozapin werden in den Schlußfolgerungen zusammengefaßt.

Dosis-Plasmaspiegel-Beziehung

Die intestinale Resorption von Clozapin kommt ca. 25 min nach der Einnahme in Gang und erfolgt praktisch vollständig (Grimm 1987). Die Plasmaproteinbindung ist mit über 92 % relativ hoch (Grimm 1987). Bezüglich der Bioverfügbarkeit konnten Choc et al. (1987) nachweisen, daß 60 % der Substanz dem „first pass effect" unterliegen. Das heißt, 40 % der resorbierten Dosis erreichen die systemische Blutzirkulation unverändert. Untersuchungen von Sayers et al. (1977) zufolge wird die maximale Konzentration von Clozapin im Plasma im Mittel nach 3 h (Variationsbreite von 1-4 h) erreicht. Clozapin und seine Metaboliten, N-Oxid-Clozapin und N-Desmethyl-Clozapin werden zu 40 % billiär und 60 % im Urin ausgeschieden. Die Eliminationshalbwertszeit beträgt 16 h. Ein „steady-state" wird beim Menschen nach 6-10 Tagen erreicht (Grimm 1987).

Mittels Gaschromatographie und Radioimmunoassay konnten Ackenheil u. Braeu (1976) eine lineare Korrelation (r=0.65) zwischen Clozapindosis und Plasmaspiegel bei 26 Patienten, die 10 Tage lang eine Clozapindosis zwischen 100 und 600 mg täglich erhielten, nachweisen. Es wurden Plasmaspiegel zwischen 100 und 800 g/ml gemessen. Mit einer anderen Methodik („high-performance liquid-chromatography", HPLC) und an einer größeren Stichprobe (n=148) bestätigten Haring et al. (1990) diese Korrelation (r=0.062). Die Dosierungsbreite in dieser Studie lag zwischen 12.5 und 700 mg Clozapin/d. Diese Untersuchung konnte auch zeigen, daß die Plasmakonzentration von Rauchern bis zu einem Viertel geringer war als die von Nichtrauchern. Dieser Effekt wurde v. a. für männliche Raucher nachgewiesen. Auch Geschlecht, Alter und Körpergewicht beeinflussen den Plasmaspiegel von Clozapin.

Zusammenfassend wurde festgestellt, daß Rauchen den Plasmaspiegel senkt sowie ältere Patienten höhere Plasmaspiegel aufweisen, während bei Patientinnen niedrigere Plasmaspiegel erhoben wurden. Die zitierten Untersuchungen belegen, daß eine oral eingenommene Clozapindosis – unter Berücksichtigung verschiedener pharmakokinetischer Interferenzvariablen – auch zu voraussagbaren Konzentrationen der Substanz im Plasma führt.

Dosis-Wirkungsbeziehung

Bezüglich der Dosierungsgewohnheiten findet sich bei der Durchsicht der klinisch-psychopharmakologischen Clozapinstudien sowie der Richtlinien des Herstellers eine weite Spanne der empfohlenen „optimalen" Tagesdosis.

In einem Bericht über die erste groß angelegte multizentrische Studie mit der Substanz empfahlen Fischer-Cornelsen et al. (1975) eine Tagesdosis von 300 mg.

Nur wenige Jahre später berichteten Shopsin et al. (1979) über eine Untersuchung, in der 300-900 mg Clozapin pro Tag zur Verwendung kamen. In dieser Arbeit fehlen allerdings Angaben über mittlere Tagesdosen. Panteleeva et al. veröffentlichten 1987 Ergebnisse einer osteuropäischen Multicenterstudie. Sie behandelten 120 Patienten mit 50-500 mg Clozapin täglich. Als mittlere Tagesdosis für „drugresponder" errechneten sie 272 mg. „Non-responder" erhielten im Mittel 298 mg/d. Die Dosismaxima betrugen 430 respektive 500 mg.

In einer doppelblinden Vergleichsstudie zwischen Chlorpromazin und Clozapin verabreichten Claghorn et al. (1987) schizophrenen Patienten bis zu 900 mg Clozapin/d. In dieser Studie war eine mittlere Clozapindosis von 400 mg/d 782 mg Chlorpromazin signifikant überlegen.

Auch Kane et al. (1988) erreichten Clozapindosierungen bis 900 mg in ihrer Studie mit therapieresistenten schizophrenen Patienten. Sie errechneten 600 mg/d als mittlere Schwellendosis.

Eine wesentlich geringere Anzahl von therapierefraktären Schizophrenen (n=14) untersuchten Mattes et al. (1989). Diese Arbeitsgruppe beschrieb 504 mg Clozapin/d als mittlere Optimaldosis bei Patienten, die bis zu 2 Jahren offen behandelt wurden. 25–900 mg Clozapin/d verabreichten auch Pickar et al. (1992). Ähnlich der vorher erwähnten Studie wurde eine optimale mittlere Dosis von 542 mg/d beschrieben.

Insgesamt fällt auf, daß Dosierungsempfehlungen aus dem amerikanischen Sprachraum, wie sie auch einer Übersichtsarbeit von Baldessarini u. Frankenburg (1991) zu entnehmen sind, deutlich höher sind als jene aus Europa (Shopsin et al. 1979).

Hummer et al. (1993) beschrieben in einer rezenten Studie zur Erfassung von Nebenwirkungshäufigkeiten bei Clozapin eine verwendete mittlere Tagesdosis von 211 mg/d. Naber u. Hippius (1990) verwendeten bei ähnlicher Fragestellung eine mittlere Tagesdosis von 191 mg/d.

Plasmaspiegel-Wirkungsbeziehung

Ackenheil u. Braeu konnten 1976 keine Beziehung zwischen Plasmaspiegel und antipsychotischer Effizienz nachweisen. Zum selben Ergebnis kamen Thorup u. Fog (1977) bei der Auswertung der Daten von 11 Patienten, die mindestens 12 Wochen Clozapin in einer Dosis zwischen 100 und 600 mg täglich erhielten. Im Gegensatz dazu berichteten Perry et al. (1991) über eine ,,Schwellenkonzentration" von 350 ng/ml. Sie untersuchten 29 Patienten, die eine fixe mittlere Tagesdosis von 384 mg Clozapin erhielten. Patienten, die gut auf Clozapin angesprochen hatten, hatten signifikant häufiger einen Clozapinplasmaspiegel über 350 ng/ml, während die Plasmaspiegel von ,,non-respondern" eher unter diesem Schwellenwert lagen. Die statistische Auswertung dieser Daten wurde allerdings von Owen et al. (1992) bemängelt. Diese Autorengruppe ist der Meinung, daß sich aus den vorliegenden Zahlen keine Korrelation zwischen Plasmaspiegel und antipsychotischer Wirkung errechnen läßt. Auch Pickar et al. (1992) fanden in der schon oben erwähnten Studie keine signifikanten Zusammenhänge zwischen Clozapindosis, Steady-state-Plasmakonzentration und dem Therapieansprechen.

Zusammenfassung

Insgesamt kann anhand der veröffentlichten Literatur über Clozapin festgestellt werden, daß es kaum befriedigende Daten über Dosis- bzw. Plasmaspiegel-Wirkungskorrelationen gibt. Zudem ist eine deutliche Diskrepanz in den Dosierungsempfehlungen aus Europa und den USA festzustellen. Sogenannte klinisch wirksame Dosen scheinen häufig mehr das Produkt klinischer Erfahrung als das gezielter Dosisfindungsstudien zu sein. Wir finden uns hier mit der Tatsache konfrontiert, daß in europäischen Ländern deutlich niedrigere Dosen (im Bereich zwischen 200 und 400 mg täglich) als wirksam angesehen werden, als in den USA, wo Dosen zwischen 600 und 900 mg nicht ungewöhnlich sind. Bis zum Vorliegen gezielter Dosisfindungsstudien wird diese Diskrepanz wohl weiter bestehen bleiben.

Völlig ungeklärt ist derzeit auch noch die Frage nach der optimalen Dosis bzw. optimalen Plasmaspiegeln für die Langzeitbehandlung mit Clozapin. Gezielte, kontrollierte Studien zur Rezidivprophylaxe fehlen völlig.

Literatur

Ackenheil v M, Braeu H (1976) Antipsychotische Wirksamkeit im Verhältnis zum Plasmaspiegel von Clozapin. Arzneimittelforsch (Drug Res) 26:1156-1158

Baldessarini RJ, Frankenburg FR (1991) Clozapine. New Engl J Med 324:746-74

Choc MG, et al. (1987) A study to investigate the dose bio- availability relationship of clozapine under steady-state conditions. In: Leponex. Brochure from Sandoz-Wander, USA

Claghorn U, Honigfeld G, Abuzzahab F, Wang R, Steinbock R, Tuason V, Klerman G (1987) The risks and benefits of clozapine versus chlorpromazine. J Clin Psychopharmacol 7:377-383

Fischer-Cornelssen, Ferner U (1976) Ergebnisse europäischer Multicenter-Doppelblindstudien mit Clozapin. In: Clozapin – 2. Symposium, Pharmazeutika Wander, Wien, S 8-19

Goodwin FK (1991) Clozapine response treshold. JAMA 265:2657

Grimm R (1987) Leponex (Clozapin) Prototyp atypischer Neuroleptika. Sandoz, Basel

Haring C, Fleischhacker WW, Schett P, Humpel C, Barnas C, Saria A (1990) Influence of patient-related variables on clozapine plasma levels. Am J Psychiatry 147:1471-1475

Hummer M, Kurz M, Barnas C, Saria A, Fleischhacker WW (1993) Clozapine-induced transient white blood count disorder. J Clin Psychiatry (submitted for publication)

Kane JM, Cooper T, Sachar E, Halpern F, Bailine S (1981) Clozapine: Plasma levels and prolactin response. Psychopharmacology 73:184-187

Kane J, Honigfeld G, Singer J, Meltzer H (1988) Clozapine for the treatment-resistant schizophrenic. Arch Gen Psychiatry 45:789-796

Mattes JA (1989) Clozapine for refractory schizophrenia. J Clin Psychiatry 50:389-391

Meltzer HY (1991) The mechanism of action of novel antipsychotic drugs. Schizophrenia Bull 17:263-287

Naber D, Hippius H (1990) The European experience with the use of clozapine. Hosp Commun Psychiatry 41:886-889

Owen JA, Delva NJ, Lawson JS (1992) Clozapine-concentrations and clinical response in schizophrenic patients. Am J Psychiatry 149:1120-1121

Panteleeva GP, Tsutsul Kovskaya MY, Belyaev BS, Minsker EI et al. (1987) Clozapine in the treatment of schizophrenic patients. Clin Therapeutics 10:57-67

Perez Urdaniz A, Prieto Mestre N, Prieto Mestre P, Prieto Aguirre JF (1990) Clozapine in the treatment of schizophrenia. Eur J Psychiatry 4:91-94

Perry PL, Miller D, Arndt S, Cadoret RJ (1991) Clozapine and Norclozapine plasma concentrations and clinical response of treatmentrefractory schizophrenic patients. Am J Psychiatry 148:231-235

Pickar D, Owen R, Litman R, Konicki E, Gutierrez R, Rapaport MH (1992) Clinical and biological response to clozapine in patients with schizophrenia. Arch Gen Psychiatry 49:345-353

Pilowsky LS, Costa DC, Ell PJ, Murray RM, Verhoeff NP, Kerwin RW (1992) Clozapine, single photon emission tomography and D2 receptor blockade hypothesis of schizophrenia. Lancet 340-199-202

Sayers AC, et al. (1977) Pharmacological and biochemical properties of drug substances. Acad Pharmaceut Sciences 1:1-31

Shopsin B, Klein H, Aaronson M, Collora M (1979) Clozapine, chlorpromazin and placebo in newly hospitalized acutely schizophrenic patients. Arch Gen Psychiatry 36:657-664

Thorup M, Fog R (1977) Clozapine treatment of schizophrenic patients. Acta Psychiatr Scand 55:123-126

Kombination von Clozapin mit anderen Psychopharmaka

W. Gaebel, A. Klimke und E. Klieser

In der Psychopharmakotherapie hat eine Monotherapie grundsätzlich Vorrang vor der Kombinationstherapie. Nur selten ist die Überlegenheit der Wirksamkeit einer Kombinationsbehandlung empirisch belegt, die Inzidenz von Nebenwirkungen steigt dagegen in der Regel deutlich an. Faktisch werden allerdings in der klinischen Praxis häufig Kombinationsbehandlungen durchgeführt. Gründe hierfür sind vor allem Therapieresistenz und Komorbidität, häufig fehlt ein klares Rational.

Einsatz von Clozapin allein und in Kombination

Untersuchungen zum Verschreibungsmuster von Psychopharmaka zeigen über die Jahre hinweg Trends an, die mehr oder weniger allgemeine Behandlungsgepflogenheiten reflektieren. So konnten Schmidt et al. (1988) im Verschreibungsmuster von Psychopharmaka an der Berliner Psychiatrischen Universitätsklinik im Zeitraum 1981-1984 zeigen, daß die Verordnungshäufigkeit hochpotenter (Haloperidol) Neuroleptika abnahm, während die niedrig- bis mittelpotenter Neuroleptika wie Perazin und Clozapin signifikant zunahm. Die längste durchschnittliche Verordnungsdauer ergab sich für Clozapin mit 50,8 Tagen bei mittleren Tagesdosen von 258,9 mg. Dabei wurde Clozapin auch bei 2,2 % der Patienten mit endogenen Depressionen in durchschnittlichen Tagesdosen von 179,1 mg über durchschnittlich 39,3 Tage verabreicht.

Bei schizophrenen Patienten fanden Schmidt et al. (1988) Kombinationen von Clozapin mit Perazin in 2,7 % der Fälle über 6-20 Tage, desgleichen zwischen Clozapin und Haloperidol. Das Rational derartiger Kombinationen ist, nach dem heutigen Kenntnisstand, in der Regel schwer nachvollziehbar. Grohmann et al. (1980) beobachteten unter den Kombinationsbehandlungen an der Münchner Universitätsklinik am häufigsten Kombinationen von Clozapin und Haloperidol, an zweiter Stelle Clozapin und Amitryptilin, an dritter Stelle eine Dreierkombination von Clozapin, Haloperidol und Biperiden, aber auch häufiger gemeinsame Anwendungen von Clozapin und Perazin. An Kombinationen eines Neuroleptikums mit einem Schlafmittel standen Clozapin und Chloralhydrat an erster Stelle, an Kombinationen zwischen Neuroleptikum und Antidepressivum außer Clozapin und Amitryptilin auch Clozapin und Dibenzepin sowie Clozapin und Imipramin.

Diese – unvollständige – Übersicht zeigt zunächst, daß in der Praxis der Einsatz von Clozapin eher steigt, sich in der Vergangenheit nicht nur auf schizophrene Psychosen erstreckte und darüber hinaus in Kombination mit verschiedensten Psychopharmaka erfolgt.

Bei in der Regel schwer nachvollziehbarem Wirksamkeitsnachweis derartiger Kombinationen stellt sich hier vor allem die Frage des Nebenwirkungsrisikos, dem im folgenden nachgegangen wird.

Nebenwirkungsinzidenzen bei Kombination von Clozapin mit anderen Psychopharmaka

Nachstehend werden Ergebnisse einer retrospektiven Untersuchung dargestellt, die im Zeitraum 1986-1991 an der Rheinischen Landes- und Hochschulklinik (RLHK) Düsseldorf erhoben wurden (Klimke u. Klieser, in Vorbereitung).

Methodik

Die Krankenakten von insgesamt 273 stationär in den Jahren von 1986-1991 in der RLHK Düsseldorf mit Clozapin behandelten Patienten wurden retrospektiv ausgewertet, und zwar hinsichtlich der in den ärztlichen und pflegerischen Verlaufsberichten dokumentierten Begleitwirkungen unter Clozapin. Eingeschlossen wurden alle Patienten, die mindestens 3 Tage lang mit Clozapin behandelt wurden. Durch einen Vergleich der Patienten mit und ohne Begleitmedikation sollte festgestellt werden, ob die medikamentöse Kombinationsbehandlung zu einer erhöhten Inzidenz von klinisch bedeutsamen Begleitwirkungen bzw. zu Therapieabbrüchen führte, und ob möglicherweise ein spezifischer Zusammenhang zwischen bestimmten Begleitwirkungen und der Komedikation bestand.

Ergebnisse

Einige Charakteristika der 273 untersuchten Patienten sind in Tabelle 1 dargestellt. Die Geschlechtsverteilung war nahezu ausgeglichen. 197 Patienten (72,2 %) erhielten mindestens eine Woche lang zusätzlich zum Clozapin eine psychotrope Begleitmedikation, 76 (27,8 %) wurden durchgehend mit einer Clozapinmonotherapie behandelt.

Unter den Begleitmedikamenten standen Benzodiazepine an erster Stelle, sie wurden bei 74,1 % der Patienten mit Kombinationsbehandlung (entspricht 41 % aller Clozapinpatienten) verabreicht. In weitaus geringerer Zahl wurden aber auch andere Psychopharmaka, etwa hochpotente und niederpotente Neuroleptika, Anticholinergika und Antidepressiva verordnet (Tabelle 2).

Tabelle 1. Patientencharakteristika

- Stationäre Behandlung
- Diagnose: Schizophrenie
- N=273 (139 m., 134 w.) Clozapinbehandlungen
  davon:
  n=76 (27,8 %) ohne Begleitmedikation
  n=197 (72,2 %) mitBegleitmedikation

	m	S.D.	(Min.-Max.)
- Aktuelles Alter:	34,3	10,3	19-62 Jahre
- Erstmanifestationsalter:	27,0	9,1	12-58 Jahre
- Anzahl Hospitalisierungen:	4,1	3,7	1-22
- Clozapindosis:	260	121	50-600 mg
- Behandlungsdauer mit Clozapin:	64,1	66,1	6-471 Tage

m: Mittelwert; *S.D.*: Standardabweichung

Tabelle 2. Art der Begleitmedikation (n=197)

- Benzodiazepine	146 (74,1 %)
- Anticholinergika (Biperiden)	27 (13,7 %)
- Depotneuroleptika	27 (13,7 %)
- Antidepressiva	23 (11,7 %)
- Niederpotente Neuroleptika	22 (11,2 %)
- Hochpotente Neuroleptika	19 (9,6 %)
- Carbamazepin	17 (8,6 %)
- Lithium	6 (3,0 %)

Tabelle 3. Anzahl der Begleitmedikamente (n=197)

1	126 (64,0 %)
2	52 (26,4 %)
3	11 (5,6 %)
4	7 (3,6 %)
5	1 (0,5 %)

Über 90 % der Patienten mit Kombinationsbehandlung erhielten maximal zwei Begleitsubstanzen (Tabelle 3).

Hinsichtlich der Patientencharakteristika zeigte sich ein Trend zu einer häufigeren Kombinationsbehandlung bei den weiblichen Patienten und ein signifikant höheres Alter bei Erstmanifestation und während der aktuellen Behandlung (Tabelle 4). Die mittlere Dauer der stationären Clozapinbehandlung (berechnet vom ersten Behandlungstag mit Clozapin bis zur Entlassung bzw. bis zum Absetzen von Clo-

Tabelle 4. Begleitwirkungen ohne und mit Begleitmedikation

	Monotherapie n (%/76)	Kombinations- behandlung n (%/197)	Naber et al. (1992) Schweregrad 2+3 %
Obstipation	2 (2,6 %)	11 (5,6 %)	2,1 %
Übelkeit	4 (5,3 %)	2 (1,0 %)	1,9 %
Miktionsstörungen	1 (1,3 %)	3 (1,5 %)	–
Hypersalivation	1 (1,3 %)	5 (2,5 %)	5,7 %
Visusstenose (objekt.)	–	3 (1,5 %)	–
Akkomodation (subj.)	2 (2,6 %)	8 (4,1 %)	–
Hypotensive Dysregulation	6 (7,9 %)	18 (9,1 %)	6,4 %
Hypertonie (neu)	–	4 (2,0 %)	–
Tachykardie (neu)	6 (7,9 %)	24 (12,2 %)	13,8 %
Sedation	12 (15,8 %)	30 (15,2 %)	14,0 %
Delir	–	4 (2,0 %)	3,4 %
Hyperthermie	–	5 (2,5 %)	3,9 %
Transaminasenanstieg	5 (6,6 %)	14 (7,1 %)	5,6 %
Leukopenie	3 (3,9 %)	1 (0,5 %)[1]	0,6 %
Granulozytopenie	1 (1,3 %)	1 (0,5 %)	–
Agranulozytose	1 (1,3 %)	–	–
Grand-Mal	1 (1,3 %)	2 (1,0 %)	0,2 %
„Sudden Death"	–	1 (0,5 %)[2]	–

[1] Carbamazepin; [2] Benzodiazepine
Die in den ersten beiden Spalten dargestellten Nebenwirkungsinzidenzen beziehen sich auf insgesamt 273 in den Jahren 1986-1991 in der RLHK Düsseldorf mit Clozapin behandelte schizophrene Patienten; in der dritten Spalte sind entsprechende Befunde der Münchner Universitätsklinik gegenübergestellt (Monotherapie und Kombinationsbehandlung).

zapin) war unter der Kombinationsbehandlung tendenziell länger (93,9 Tage unter Kombinationsbehandlung vs. 77,1 Tage unter Monotherapie), während die mittlere tägliche Clozapindosis (265 vs. 251 mg) keine Unterschiede zeigte.

Ein vorzeitiger Behandlungsabbruch wegen unerwünschter Begleitwirkungen erfolgte insgesamt bei 21 Patienten (8,0 %), die Abbruchrate lag bei den monotherapeutisch behandelten Patienten mit 11,8 % etwas höher als bei der Kombinationsbehandlung (6,7 %). Die Analyse der Absetzgründe ergab lediglich in einem Fall einen Hinweis auf einen möglichen Zusammenhang einer Leukopenie mit der Carbamazepinkomedikation.

Auch hinsichtlich der in den Krankengeschichten vermerkten, klinisch relevanten Begleitwirkungen, findet sich kein häufigeres Auftreten unter der Kombinationsbehandlung (alle Patienten: 32,6 %, Monotherapie: 35,2 %, Kombinationsbehandlung: 32,2 %). Unter der Monotherapie wurde das Auftreten von Übelkeit etwas häufiger beobachtet (5,3 % vs. 1 % unter Kombination), außerdem wurden 3 Leukopenien (ein Fall unter Kombination mit Carbamazepin) berichtet. Begleitwirkungen wie Obstipation, Hypersalivation, Akkomodationsstörungen, Tachykardie, Delir, Hyperthermie waren hingegen häufiger unter der Kombinationsbehandlung feststellbar (Tabelle 5).

Tabelle 5. Intervenierende Variablen

1. Geschlecht

	Begleitmedikation	
	nein	ja
männlich (n=139)	32,4 %	67,6 %
weiblich (n=134)	23,1 %	76,9 %

$chi^2(df{:}1)=2,89$; p=0,089 n.s.

2. Sonstige Merkmale

	Begleitmedikation					
	nein		ja			
	M	S.D.	M	S.D.	T	p
Aktuelles Alter	30,6	8,6	35,8	10,8	−4,2	<0,0000
Alter Erstmanifestation	24,8	6,8	27,8	9,7	−2,86	0,0047
Anzahl Hospitalismus	3,8	3,6	4,2	3,8	−0,86	n.s.
Gesamtdauer aktuelle Hospitalismus (Tage)	77,1	62	93,9	78	−1,84	0,067
Behandlungsdauer mit Clozapin (Tage)	51,5	55,9	68,9	69,3	−2,13	0,034
Clozapindosis (mg)	251	110	265	126	−0,89	n.s.

M: Mittelwert; *S.D.*: Standardabweichung; *p*: Irrtumswahrscheinlichkeit (t-Test für unverbundene Stichproben, keine a-Adjustierung)

Ein plötzlicher Todesfall wurde unter der Kombination mit Benzodiazepinen beobachtet. Hierbei handelte es sich um einen 43jährigen Patienten, der aufgrund einer paranoid-halluzinatorischen Psychose 1975 und 1981 stationär psychiatrisch behandelt wurde. Im Jahr 1989 erlitt der Patient nach jahrelangem massiven, sekundären Alkoholabusus ein hepatisches Koma im Rahmen einer Hepatitis-B-Infektion, erholte sich aber wieder vollständig und trank seitdem laut seiner Ehefrau keinen Alkohol mehr.

Bei der Aufnahme in die Klinik 1990 wies er eine ausgeprägte Wahnsymptomatik auf. Aufgrund des diagnostisch zunächst unklaren Bildes wurden am Tag der Aufnahme aufgrund von Unruhe und Nesteln 2 Tabl. und 20 ml Clomethiazol (Distraneurin^R) verabreicht; hierunter wurde der Patient somnolent. Nach Magenspülung und Flüssigkeitszufuhr klarte der Patient rasch wieder auf. Der weitere Behandlungsverlauf über 2 Wochen mit oral 15 mg Haloperidol und aufgrund weiterbestehender psychotischer Angst sowie Schlaflosigkeit mit 3 x 1 mg Lorazepam und 2 mg Rohypnol wies zunächst keine weiteren Auffälligkeiten auf.

Aufgrund fehlender psychopathologischer Besserung wurde einschleichend auf Clozapin umgestellt und unter Fortführung der oralen Benzodiazepine Haloperidol abgesetzt. 3 Wochen später verweigerte der Patient seine gesamte orale Medikation (u. a. Clozapin 4 x 100 mg/d), und bedrohte einen Mitpatienten mit einem Messer. Der Patient mußte fixiert werden, er erhielt morgens, mittags und abends jeweils 2 mg Lorazepam i. v.. Hierunter trat eine Beruhigung ein, der Patient wirkte jedoch nicht sediert, der Blutdruck war regelrecht. Um 21 Uhr abends konnte der Patient

aus der Fixierung genommen werden. Nachts wurde er bei Kontrollen stets schlafend, um 5 Uhr morgens leblos im Bett vorgefunden.
Die gerichtsmedizinische Untersuchung ergab ein Herz-Kreislauf-Versagen ohne Hinweis auf eine andere spezifische Todesursache, so daß am ehesten von einem nächtlichen Atemstillstand als primärer Todesursache auszugehen war.

Diskussion

Wie auch bei anderen retrospektiven Untersuchungen hängt die Aussagekraft der gefundenen Nebenwirkungsinzidenzen wesentlich von der Zuverlässigkeit der Erfassung und Dokumentation in den Krankengeschichten ab. Ein relativ verläßliches Kriterium ist der vorzeitige Behandlungsabbruch unter stationären Bedingungen, der in der vorliegenden Untersuchung 7,6 % betrug. Naber et al. (1992) fanden bei 8,6 % ihrer Patienten ernstzunehmende Begleitwirkungen, die zum Absetzen unter stationären Bedingungen führten, unter ambulanter Behandlung über 2-20 Monate eine Absetzquote von 18,5 %.

Schmidt u. Grohmann (1990) fanden im Rahmen des prospektiven AMÜP-Projektes zwischen 1979 und 1986 bei 9691 Patienten unter Neuroleptika in 9,8 % unerwünschte Arzneimittelwirkungen mit Absetzfolge, unter mittelpotenten Neuroleptika betrug der Anteil 11,4 %.

Auffällig an unserer Untersuchung ist die niedrigere Absetzrate unter Kombinationstherapie im Vergleich zur Monotherapie, da in aller Regel eine Kombination von Medikamenten zu erhöhten Absetzraten führt. Dies könnte im Zusammenhang mit der Benzodiazepin-Begleitmedikation stehen, die möglicherweise über eine subjektiv veränderte Wahrnehmung von Begleitwirkungen durch den Patienten die Tolerabilität der Clozapinbehandlung verbesserte.

Die während der Behandlung dokumentierten Begleitwirkungen entsprechen im wesentlichen den Befunden anderer Untersucher, etwa den Daten von Naber et al. (1992) ohne Berücksichtigung der dort aufgeführten „leichten" Schweregrade, die für den Patienten ohne Konsequenzen waren oder bei ihrem Auftreten lediglich zu einer langsameren Dosissteigerung führten (Tabelle 4, 3. Spalte). Auch hier fanden sich entgegen der Erwartung insgesamt keine vermehrten Nebenwirkungen unter der Kombinationstherapie.

Therapeutische Empfehlungen zu spezifischen Kombinationen

Grundsätzlich ist bei unzureichender therapeutischer Wirkung einer Clozapinmonotherapie zunächst eine Dosissteigerung, bei Auftreten von unerwünschten Begleitwirkungen eine Dosisreduktion zu erwägen, bevor kombiniert wird.

Bei zwingender Indikation zur Kombination sind mögliche pharmakologische Interaktionen zu berücksichtigen, beispielsweise eine Induktion oder Hemmung von Enzymsystemen der Leber (z. B. Cytochrom P 450). Als deren Folge kann der

Plasmaspiegel des Clozapins unerwartet erniedrigt oder abnorm erhöht werden und u. U. auch eine Dosisanpassung des Clozapins erforderlich machen.

Clozapin und andere orale Neuroleptika

Die Kombination von Clozapin mit einem niedrigpotenten Neuroleptikum ist grundsätzlich abzulehnen. Die Ähnlichkeit des Rezeptorbindungsprofils bewirkt lediglich eine Potenzierung unerwünschter Wirkungen, ohne daß eine verbesserte therapeutische Hauptwirkung zu erwarten wäre. Zudem ist das Risiko von deliranten Episoden und Krampfanfällen (Gouzoulis et al. 1991) unter dieser Kombination möglicherweise erhöht.

Manche Autoren empfehlen während der einschleichenden Umstellung auf Clozapin zuvor gegebene hochpotente Neuroleptika überlappend abzusetzen, um das Risiko einer Verschlechterung akuter psychotischer Symptome zu verringern. Es ist allerdings darauf hinzuweisen, daß in den (strengeren) US-amerikanischen Therapieempfehlungen des Herstellers grundsätzlich von einer Kombination mit klassischen Neuroleptika abgeraten und sogar eine Auswaschphase empfohlen wird (Sandoz 1991).

Zur Frage einer Kombination mit einem hochpotenten Neuroleptikum bei Therapieresistenz auch auf eine mehrwöchige Clozapinbehandlung – obwohl klinisch häufig praktiziert (Grohmann et al. 1980) – fehlen klinischen Studien. Eine Begründung für die Anwendung dieser Kombination könnte in der erwarteten differentiellen Beeinflussung von Positiv- und Negativsymptomatik liegen (Gaebel 1992). Hier sind entsprechende klinische Studien dringend notwendig, um für das Vorgehen bei Therapieresistenz auch auf Clozapin eine rationale Grundlage zu schaffen.

Wird eine Kombination mit hochpotenten Neuroleptika durchgeführt, dann sollten hochpotente Butyrophenone verwendet werden. Eine zusätzliche Kombination mit Anticholinergika wird in vielen Fällen verzichtbar sein, da Clozapin eine klinisch dem Biperiden vergleichbare antiparkinsonistische Wirksamkeit besitzt (Rüther 1978).

Clozapin und Depotneuroleptika

Die Frage, ob nach einer erfolgreichen Akutbehandlung schizophrener Psychosen eine indizierte Langzeitrezidivprophylaxe durchgeführt oder, ob auf eine andere Substanz umgestellt werden sollte, ist bisher nicht schlüssig zu beantworten. Grundsätzlich wird man allerdings die Langzeitbehandlung mit der gleichen Substanz oder Substanzklasse durchführen, auf die ein Patient in der Akutbehandlung respondiert hat.

Zur rezidivprophylaktischen Wirkung des Clozapin selbst gibt es zwar keine klinische Studie, kasuistisch kann die Wirksamkeit aber als belegt angesehen werden. Da unter Langzeitbehandlung mit Clozapin aber die Inzidenz ernstzunehmender Nebenwirkungen deutlich ansteigt (z. B. Krampfanfälle, Leberwerterhöhung, Gewichtszunahme), ist die Indikation in jedem Fall streng zu stellen. Zudem erfordert die Langzeitbehandlung unter Clozapin vom Patienten eine besondere Zuverlässigkeit hinsichtlich Compliance und regelmäßiger Blutbildkontrollen.

Wenn man sich z. B. aufgrund zu erwartender Non-Compliance – nach Abklingen der akuten Symptomatik für die Umstellung auf ein Depotneuroleptikum entscheidet, ist eine überlappende Medikation bis zum Erreichen eines „steady-state" des Depotneuroleptikums erforderlich, d. h. in der Regel frühestens nach 2-3 Injektionsintervallen (Anderson u. Ereshefsky 1992).

Eine längerfristige Kombination bei ambulanten Patienten bietet in der Regel keinen Vorteil gegenüber einer Kombination eines Depotneuroleptikums mit einem niederpotenten Neuroleptikum (z. B. als Schlafmedikation), die in solchen Fällen vorgezogen werden sollte.

Von einer Kombination mit trizyklischen Depotneuroleptika sollte wegen des erhöhten Risikos einer Blutzellschädigung sowie der mangelnden Steuerbarkeit im Falle einer Agranulozytose grundsätzlich abgesehen werden.

Clozapin und Anticholinergika

Anticholinergika werden in Kombination mit Clozapin klinisch relativ häufig vorübergehend zur Behandlung persistierender extrapyramidal-motorischer Symptome gegeben, die noch durch eine neuroleptische Vormedikation bedingt sind.

Während der Behandlung mit Clozapin kommt eine Verabreichung evtl. bei extremer Hypersalivation in Betracht (Grimm 1987), wobei klinisch u. a. Biperiden, aber auch Atropin angewandt werden. Diese Kombination sollte aber möglichst selten eingesetzt werden, da kumulierte anticholinerge Effekte ein erhöhtes Risiko eines Delirs, peripherer Begleitwirkungen (z. B. Präileus, Harnverhaltung, kardiale Komplikationen), eines zentralen anticholinergen Syndroms und/oder einer Verstärkung kognitiver Funktionsstörungen zur Folge haben können.

Clozapin und Antidepressiva

Denkbare Indikationen für diese Kombination sind depressive Syndrome im Rahmen akuter schizoaffektiver Psychosen bzw. im postakuten Stadium schizophrener Erkrankungen im Sinne eines „postremissiven Erschöpfungssyndroms" (Heinrich 1967). Ein weiteres Indikationsgebiet können wahnhafte Depressionen sein, wobei die Anwendung hier nach der Indikationseinschränkung durch den Hersteller auf therapieresistente *schizophrene* Psychosen z. Zt. lediglich im Einzelfall („Therapieversuch") zulässig ist. Bewährt hat sich auch der Einsatz bei unter antidepressiver Therapie persistierender Schlafstörungen in kleinen Dosen (12,5 mg), für den allerdings gleiche Einschränkungen wie Notwendigkeiten der Therapiekontrolle gelten.

Eine weitere Indikation können therapieresistente Zwangsstörungen sein, bei denen unter der Kombination von Clozapin mit einem Serotoninwiederaufnahmehemmer kasuistisch Erfolge berichtet wurden (Albrecht, pers. Mitteilung).

Im Fall einer indizierten Kombination ist von trizyklischen Antidepressiva wegen der erhöhten Gefahr einer Schädigung der Hämatopoese möglichst abzusehen. Auch hier ist mit einer möglichen Potenzierung anticholinerger Effekte zu rechnen, außerdem ist aufgrund des ähnlichen pharmakologischen Wirkprofils die Wahrscheinlichkeit des Auftretens generalisierter Krampfanfälle erhöht (Müller-Spahn et al. 1992).

Clozapin und Lithium

Vor allem akute schizoaffektive Psychosen mit manischer Symptomatik können eine Indikation zur Kombination mit Lithium darstellen. Für klassische Neuroleptika ist die Wirksamkeit dieser Kombination gesichert (Biederman et al. 1979), für Clozapin fehlen hingegen klinische Studien.

Auch bei katatonen Psychosen mit Aggressivität und Verlust der Impulskontrolle sowie bei suizidgefährdeten Schizophrenen mit raptusartigen Suizidversuchen in der Vorgeschichte ist der zusätzliche Einsatz von Lithium zu diskutieren.

Eine weitere Indikation stellt die Rezidivprophylaxe bei schizoaffektiven Psychosen dar.

Hinsichtlich möglicher Begleitwirkungen warnt der Hersteller (Grimm 1987) vor möglichen „neurotoxischen Erscheinungen" (Spring 1979), z. B. Delir, Konvulsionen und Enzephalopathie, sowie vor der Verstärkung extrapyramidal-motorischer Nebenwirkungen bis hin zum kasuistisch unter der Kombination beschriebenen malignen Neuroleptikasyndrom (Pope et al. 1986). Kasuistische Berichte über neurotoxische Reaktionen (Cohen u. Cohen 1974) bzw. delirante Bilder, insbesondere bei hirnorganischer Vorschädigung (Small et al. 1975), gibt es auch bei der Kombination von Lithium mit klassischen Neuroleptika.

Schließlich wird diskutiert, ob eine Lithium-induzierte Steigerung der Leukopoese die Entwicklung einer Granulozytopenie möglicherweise maskierte und damit durch verzögerte Erkennung den letalen Ausgang einer Agranulozytose begünstigt (Gerson et al. 1991).

Clozapin und Carbamazepin

Die Kombination von Clozapin mit Carbamazepin wird in den gleichen Indikationen wie die mit Lithium praktiziert. Angesichts des Leukopenierisikos des Carbamazepins allein ist diese Kombination nicht zu empfehlen (Gerson et al. 1991; s. oben), wenngleich zu dieser Kombination auch Befunde ohne erhöhte Nebenwirkungsinzidenz vorliegen (Gallhofer et al., in Vorbereitung).

Ähnlich wie unter Lithium wurde kasuistisch unter der Kombination mit Carbamazepin über ein malignes Neuroleptikasyndrom berichtet (Müller et al. 1988).

Clozapin und Benzodiazepine

Eine Kombination mit Benzodiazepinen erfolgt am ehesten zu Behandlungsbeginn bei noch unzureichender klinischer Clozapindosierung. In vielen Fällen werden Benzodiazepine aufgrund von Therapieresistenz gegenüber klassischen Neuroleptika oder wegen massiver Akathisie verabreicht, des weiteren als Anxiolytika, Sedativa oder als Hypnotika. In den Fällen einer längerfristigen Anwendung ist ein rasches Absetzen oft schwierig. Sowohl eine Verstärkung psychotischer Symptome als auch ein erhöhtes Risiko von Krampfanfällen sind mögliche Absetzeffekte.

Trotz dieser breiten Anwendung ist während der Kombination mit Clozapin große Vorsicht geboten, da es hierunter zu Atemstillstand bzw. kardiovaskulären Komplikationen (Sassim u. Grohmann 1988; Friedman et al. 1991), in Einzelfällen mit Todesfolge (Public Citizen Health Research Group 1991), gekommen ist.

In der Regel ergibt die Kombination von Benzodiazepinen und Clozapin keine therapeutischen Vorteile. Sedation, Anxiolyse und verbesserter Schlaf können auch durch eine entsprechende Dosisanpassung und tageszeitliche Verteilung (Hauptdosis abends) einer Clozapinmonotherapie erreicht werden (Klimke u. Klieser 1990).

Möglicherweise stellen Katatonien, insbesondere mit intermittierenden febrilen Episoden, und maligne neuroleptische Syndrome mit persistierenden massiven psychotischen Ideen hier eine Ausnahme dar. Kasuistisch haben wir, in Übereinstimmung mit den Erfahrungen anderer Autoren (Greenfeld et al. 1987; Salam u. Kilzieh 1988; Smith u. Lebegue 1991) in unserer Klinik unter der Kombination Lorazepam plus Clozapin rasche und klinisch eindrucksvolle Besserungen erzielen können, die erst nach Zugabe des Benzodiazepins zur Clozapinmonotherapie auftraten.

Clozapin und Antiepileptika

Diese Kombination ist in der Literatur umstritten.

Für den Fall erhöhter Krampfbereitschaft, insbesondere für den Sonderfall einer gleichzeitig zur Schizophrenie bestehenden Epilepsie, empfiehlt der Hersteller den Einsatz bzw. die Dosisanpassung von Antiepileptika (Grimm 1987), während andere Autoren keinen Zusammenhang zwischen EEG-Auffälligkeiten unter Clozapin und erhöhtem Krampfanfallrisiko sehen (Tihonen et al. 1991).

Lieberman et al. (1989) empfehlen beim Auftreten eines Clozapininduzierten Grand-mal-Anfalls nach passagerem Absetzen aller Medikament und zwischenzeitlicher zusätzlicher Behandlung mit Phenobarbital oder Phenytoin eine Halbierung der Clozapindosis, warnen aber vor dem Einsatz des Carbamazepins. Haller u. Binder (1990) empfehlen auch Valproat, das aber aufgrund verschiedener Nebenwirkungen (Leberversagen, Leukopenie, Mißbildungen in der Schwangerschaft) ebenfalls nicht unproblematisch ist.

Miller (1991) berichtet kasuistisch beim Einsatz von Phenytoin und Clozapin über psychopathologische Verschlechterungen und eine Erniedrigung des Clozapinplasmaspiegels, die er u. a. auf die Fähigkeit des Phenytoins zur Induktion des Cytochrom-P 450-Enzymsystems in der Leber (Steigerung des Clozapinmetabolismus) zurückführt.

Andere Autoren (Baker u. Conley 1991) raten beim Auftreten von Krampfanfällen zu niedriger Tagesdosis, langsamer Dosissteigerung und Verzicht auf Antikonvulsiva, unter Hinweis auf deren potentielle Begleitwirkungen bei längerfristiger Anwendung.

Clozapin und β-Blocker

Bei persistierender und ausgeprägter Clozapin-induzierter Tachykardie wird vom Hersteller die Kombination mit einem β-Blocker empfohlen. Die gilt ausdrücklich nicht für die Einschleichphase, in der Tachykardie in der Regel als Ausdruck einer Gegenregulation auf eine hypotone (orthostatische) Dysregulation zu werten ist. In den Fällen hingegen, in denen sie als Leitsymptom vegetativer (anticholinerger) Begleitwirkungen des Clozapins aufzufassen sind, würde die Tachykardie durch β-Blocker maskiert und möglicherweise zu einer zu raschen Dosissteigerung führen. Darüber hinaus ist allgemein bei der Kombination antihypertensiver Substanzen mit Clozapin wegen der Gefahr additiver Effekte (kardiovaskuläre Depression) Vorsicht geboten.

Clozapin und Elektrokrampftherapie

Bei schizophrenen Psychosen, die auch auf eine Clozapinbehandlung nicht ansprechen, kann die Kombination der medikamentösen Therapie mit der Elektrokrampftherapie (EKT) eine Besserung der akuten produktiven Symptomatik bis hin zur Remission bewirken (Klimke u. Klieser 1991). Etwa 2/3 der an der RLHK Düsseldorf in den Jahren 1986-1991 in dieser Indikation mit EKT behandelten schizophrenen Patienten (Klimke et al. 1993) erhielten als Begleitmedikation Clozapin. Aufgrund der Erfahrungen früherer Jahre, wo unter der Kombination von EKT mit Clozapin mehrfach verlängerte Aufwachzeiten beobachtet wurden, wurde die Medikation nur bis zum Vorabend gegeben, und am Folgetag bis zur Durchführung der EKT (16.00 Uhr) ausgesetzt. Unerwünschte Interaktionen oder Begleitwirkungen der Kombination wurden im genannten Zeitraum nicht beobachtet.

Sonstige Kombinationen

Kasuistisch gibt es eine Reihe weiterer Kombinationsempfehlungen, deren Wert wissenschaftlich nicht abgesichert ist. So wird in den USA eine Kombination mit dem Serotoninwiederaufnahmehemmer Fluoxetin bei massiver Appetitsteigerung und Gewichtszunahme praktiziert (Lieberman, pers. Mitteilung). Auch die Kombination mit dem peripheren Azetylcholinstimulator Cisaprid (Propulsin[R]) bei gastrointestinaler Passagestörung und Obstipation ist theoretisch plausibel und praktisch wirksam, wie wir an 20 Patienten mit ausgeprägter Clozapin-induzierter Obstipation zeigen konnten. Klinisch kontrollierte Studien fehlen aber bisher.

Die Kombination mit Antipyretika bei der sog. benignen Hyperthermie unter Leponex (Grimm 1987) ist fragwürdig angesichts deren Nebenwirkungsprofil, wobei insbesondere Pyrazolonderivate vermieden werden müssen. Auch bei normaler oder erhöhter Leukozytenzahl ist die internistische Abklärung der Fieberursache wesentlich (Hosten u. Gaebel 1990), wir empfehlen zwischenzeitlich das zeitweilige Absetzen der gesamten Medikation.

Unerwünschte Arzneimittelwirkungen, Indikationen und therapeutische Empfehlungen einer Kombinationsbehandlung mit Clozapin sind in Tabelle 6 noch einmal synoptisch zusammengefaßt.

Tabelle 6. Unerwünschte Arzneimittelwirkungen (UAW), Indikationen und therapeutische Empfehlungen einer Kombinationsbehandlung mit Clozapin

Kombination	UAW	Indikation(en) / therapeut. Empfehlungen
Niederpotente Neuroleptika	Potenzierung unerwünschter Wirkungen (z. B. kardiovaskulär) Erhöhtes Risiko von Krampfanfall bzw. Delir	nicht zu empfehlen, ggf. statt dessen Clozapindosis erhöhen
Hochpotente Neuroleptika		− während der einschleichenden Umstellung auf Clozapin − bei Therapieresistenz auch auf Clozapin (?)
Depotneuroleptika	Blutzellschädigung im Falle von Trizyklika	überlappende Umstellung auf das Depot-NL bis zum „steady-state"
Anticholinergika	Delir, vegetative Effekte (z B. Präileus, Harnverhaltung kardiale Komplikationen), zentrales anticholinerges Syndrom, kognitive Funktionsstörungen	− extreme Hypersalivation − vorübergehend bei extrapyramidalmotor. Symptomen (durch neuroleptische Vormedikation)
Antidepressiva	mögliche Potenzierung anticholinerger Effekte (s. o.) Erhöhtes Krampfanfallrisiko	− schizodepressive Psychose − postremissives Erschöpfungssyndrom − wahnhafte Depression

Tabelle 6. Fortsetzung

Kombination	UAW	Indikation(en) / therapeut. Empfehlungen
Lithium	„neurotoxische Erscheinungen" (s. Text) kasuistisch malignes Neuroleptikasyndrom (MNS) aufgrund Lithium-induzierter Steigerung der Leukopoese verzögerte Erkennung einer Agranulozytose	– akute schizomanische Psychose – Rezidivprophylaxe schizoaffektiver Psychosen – Psychosen mit erheblichem Potential an Auto- oder Fremdaggressivität
Carbamazepin	Anstieg des Leukopenie-/ Granulozytopenierisikos kasuistisch MNS	wie Lithium, die Kombination mit Carbamazepin ist aber wegen potentieller Blutzellschädigung nicht zu empfehlen
Benzodiazepine	Atemstillstand, in Einzelfällen mit Todesfolge; kardiovaskuläre Komplikationen, übermäßige Sedation	– während der Umstellung auf Clozapin; möglichst bald ausschleichen. – als routinemäßige Kombination abzulehen (s. Nebenwirkungen) – möglicherweise bei speziellen Krankheitssymptomen (katatone Syndrome, schwere psychotische Angst trotz Clozapinbehandlung)
Antiepileptika	substanzspezifische Begleit-wirkungen der Antiepileptika wechselweise Beeinflussung der Plasmaspiegel	– bei vorbestehendem, medikamentös behandlungsbedürftigem epileptischem Anfallsleiden – Einsatz im Fall Clozapin-induzierter Krampfanfälle umstritten (s. Text)
β-Blocker	kardiovaskuläre Depression, Hypotonie	– bei persistierender, ausgeprägter Clozapin-induzierter Tachykardie – nicht in der Einschleichphase (Tachykardie als Gegenregulation auf hypotone orthostatische Dysregulation würde blockiert)
Elektrokrampf-therapie (EKT)	verlängerte Aufwachzeiten	Neuroleptikatherapieresistenz einschließlich Clozapin Medikation sollte am Vorabend der EKT bis zur Behandlung nicht verabreicht werden

Zusammenfassung

Die aufgrund theoretischer Überlegungen aufgestellte Forderung nach einem weitgehenden Verzicht auf eine Kombination von Clozapin mit anderen Psychopharmaka wird durch die klinische Praxis in Frage gestellt.

Die Gründe hierfür sind vielfältig. Zum einen handelt es sich bei Clozapinpatienten um ein besonders problematisches Klientel, da entweder Therapieresistenz oder unzumutbare extrapyramidal-motorische Symptome (EPS) unter der klassischen Neuroleptikatherapie aufgetreten sind. Oftmals erlaubt es der psychopathologische Zustand der Patienten nicht, während des vom Hersteller empfohlenen einschleichenden Behandlungsbeginnes mit Clozapin (max. 25-50 mg Dosissteigerung pro Tag) auf eine zusätzliche Behandlung mit klassischen Neuroleptika und/oder Sedativa/Hypnotika zu verzichten. Auch können persistierende EPS zu Beginn der Behandlung eine anticholinerge Zusatzmedikation erfordern.

Über das Vorgehen bei Clozapintherapieresistenz (nur 1/3 der zuvor therapieresistenten schizophrenen Patienten bessert sich um 20 % oder mehr in der BPRS unter Clozapin, vgl. Kane et al. 1988) gibt es unterschiedliche Auffassungen, einige Kliniker sehen hier ein Indikation zur Kombination etwa mit hochpotenten Neuroleptika, mit Lithium oder Carbamazepin.

Die Kombination mit anderen Substanzen ist angesichts des Nebenwirkungspotentials des Clozapin selbst in vielen Fällen problematisch und erhöht das Risiko schwerwiegender Arzneimittelnebenwirkungen. Wenn im Einzelfall kombiniert wird, sollte dies in voller Kenntnis möglicher Interaktionen und nach Abwägung des Nutzen-/Risikoverhältnisses – soweit möglich und vertretbar gemeinsam mit dem Patienten – nur unter strenger Therapiekontrolle erfolgen.

Aufgrund des begrenzten empirischen Wissensstandes zur Frage der Kombination mit Clozapin müssen künftig zu den häufig praktizierten Kombinationen (z. B. Clozapin und Benzodiazepine, Clozapin und hochpotente Neuroleptika) dringend entsprechende klinische und experimentelle Untersuchungen durchgeführt werden. Erst hierdurch wäre die Kombinationsbehandlung mit Clozapin auf eine rationale Behandlungsgrundlage zu stellen und die Voraussetzung für eine individuelle Risiko-Nutzen-Abwägung geschaffen.

Literatur

Anderson B Ch, Ereshefsky L (1992) Pharmakokinetische Grundlagen der Dosierung von Neuroleptika unter besonderer Berücksichtigung der Depotneuroleptika. In: Rifkin A, Osterheider M (Hrsg) Schizophrenie – aktuelle Trends und Behandlungsstrategien. Springer, Berlin Heidelberg New York, S 3-28

Baker RW, Conley RR (1991) Seizures during clozapine therapy. Am J Psychiatry 148:1265-1266

Biederman J, Lerner A, Belmaker RR (1979) Combination of lithium carbonate and haloperidol in schizoaffective disorder. Arch Gen Psychiatr 36:327-333

Cohen WJ, Cohen N (1974) Lithium carbonate, haloperidol and irreversible brain damage. J Am Med Ass 230:1283-7

Friedman LJ, Tabb SE, Sanchez CJ (1991) Clozapine- A novel antipsychotic agent. NEJ Med 325:518-519

Gaebel W (1992) Kombinationen von Psychopharmaka bei schizophrenen Erkrankungen. Münch Med Wochenschr 134:812-815

Gallhofer B, Wieselmann G, Gallhofer G, Malle B: Efficacy versus toxicity in patients treated with clozapine and/or carbamazepine compared with conventional neuroleptics (in Vorbereitung)

Gerson SL, Lieberman JA, Friedenberg WR, Lee D, Marx JJ jr, Meltzer H (1991) Polypharmacy in fatal clozapine-associated agranulocytosis. Lancet 338:262-263

Gouzoulis E, Grunze H, v. Bardeleben U (1991) Myoclonic epileptic seizures during clozapine treatment: a report of three cases. Eur Arch Psychiat Clin Neurosci 240:370-372

Greenfeld D, Conrad C, Kincare P, Bowers MB jr (1987) Treatment of catatonia with low-dose lorazepam. Am J Psychiatry 144:1224-1225

Grimm R (1987) Leponex^R (Clozapin) – Prototyp atypischer Neuroleptika. Wander Pharma, Bern

Grohmann R, Strauss A, Gehr Ch, Rüther E, Hippius H (1980) Zur Praxis der klinischen Therapie mit Psychopharmaka. Pharmakopsychiatry 13:1-19

Haller E, Binder RL (1990) Clozapine and seizure. Am J Psychiatry 147:1069-1071

Heinrich K (1967) Zur Bedeutung des postremissiven Erschöpfungs-Syndroms für die Rehabilitation Schizophrener. Nervenarzt 38:487-491

Hosten K, Gaebel W (1990) Atypischer Verlauf einer Fieberentwicklung unter Behandlung mit Clozapin. Nervenarzt 62:58-60

Kane J, Honigfeld G, Singer J, Meltzer H (1988) Clozapin for the Treatment-Resistant Schizophrenic. Arch Gen Psychiatry 45:865-867

Klimke A, Klieser E (1990) Das atypische Neuroleptikum Clozapin. Fundamenta Psychiat 4:190-202

Klimke A, Klieser E (1991) Zur Wirksamkeit der neuroelektrischen Therapie (NET) bei pharmakotherapeutisch resistenten endogenen Psychosen. Fortschr Neurol Psychiatr 59:53-59

Klimke A, Klieser E, Klimke M (1993) Zur Wirksamkeit der neuroelektrischen Therapie bei therapieresistenten schizophrenen Psychosen. In: Möller HJ (Hrsg) Therapieresistenz unter Neuroleptika-Behandlung. Springer, Wien New York, S 163-174

Lieberman JA, Kane JM, Johns CA (1989) Clozapine: guidelines for clinical management. J Clin Psychiatry 50:329-338

Miller DD (1991) Effect of phenytoin on plasma clozapine concentrations in two patients. J Clin Psychiatry 52:23-25

Müller T, Becker T, Fritze J (1988) Neuroleptic malignant syndrome after clozapine plus carbamazepine [letter]. Lancet 31:1500

Müller-Spahn F, Grohmann R, Modell S, Naber D (1992) Kombinationstherapie mit Clozapin (Leponex^R) – Wirkungen und Risiken. In: Naber D, Müller-Spahn F (Hrsg) Clozapin – Pharmakologie und Klinik eines atypischen Neuroleptikums. Schattauer, Stuttgart New York, S 161-169

Naber D, Holzbach R, Perro C, Hippius H (1992) Clinical management of clozapine patients in relation to efficacy and side-effects. Brit J Psychiatry 160 [Suppl 17]:54-59

Pope H, Cole J, Choras P, Fulwiler C (1986) Apparent neuroleptic malignant syndrome with clozapine and lithium. J Nerv Ment Dis 174:493-5

Public Citizen Health Research Group: Petition vom 31. Juli 1991 an die Abt. Arzneimittelverkehr der Food and Drug Administration, Rockville (Maryland), USA

Rüther E (1976) Interaction of neuroleptics clozapine and haloperidol. Neuro-Psychopharmacology 2:1099-1106

Salam SA, Kilzieh N (1988) Lorazepam treatment of psychogenic catatonia: an update. J Clin Psychiatry 49:(Suppl) 16-21

Sandoz AG (1991) Leponex^R – Clozaril^R (Clozapine) in therapyresistant schizophrenia.

Sassim N, Grohmann R (1988) Adverse drug reactions with clozapine and simultaneous application of benzodiazepines. Pharmacopsychiatry 21:306-307

Schmidt LG, Lammers V, Stöckel M. Müller-Oerlinghausen B (1988) Recent trends in prescribing psychotropic Drugs at a psychiatric University Hospital (1981-84). Pharmacopsychiatry 21:126-130

Schmidt LG, Grohmann R (1990) Neuroleptikanebenwirkungen – Ein Überblick. In: Heinrich K (Hrsg) Leitlinien neuroleptischer Therapie. Springer, Berlin Heidelberg New York, S 195-207

Small JG, Kellams JJ, Milstein V, Moore J (1975) A placebo-controlled study of lithium combined with neuroleptics in chronic schizophrenic patients. Am J Psychiatry 132:1315-1317

Smith M, Lebegue B (1991) Lorazepam in the treatment of catatonia [letter]. Am J Psychiatry 148:1265

Spring GK (1979) Neurotoxicity with combined use of lithium and thioridazine. J Clin Psychiatry 40:45-51

Tihonen J, Nousiainen U, Hakola P, Leinonen E, Tuunainen A, Mervaala E, Paanila J (1991) EEG abnormalities associated with clozapine treatment. Am J Psychiatry 148:1406

Umgang mit unerwünschten Arzneimittelwirkungen (UAW)

I. Stevens und H. J. Gaertner

Der Umgang mit unerwünschten Arzneimittelwirkungen (UAW) setzt in erster Linie deren Kenntnis und das Wissen um die Wahrscheinlichkeit des Auftretens voraus.

Clozapin unterscheidet sich von klassischen hochpotenten Neuroleptika durch ein anderes Wirk- und Nebenwirkungsprofil. Beim Wirkprofil ist eine bessere Wirkung auf Negativsymptome und depressive Symptome bei schizophrenen Erkrankungen beschrieben und eine globale antipsychotische Wirkung bei Patienten, die auf klassische Neuroleptika nicht angesprochen haben, d. h. auf sog. therapieresistente Patienten.

Wesentlich besser als das oben Gesagte ist das unterschiedliche Nebenwirkungsprofil gesichert. Es bleibt zu diskutieren, inwiefern das besondere Nebenwirkungsprofil, d. h. vor allen Dingen das Fehlen von extrapyramidal-motorischen Nebenwirkungen, mitverantwortlich ist für die bessere klinische Wirksamkeit bei depressiven Symptomen und bei Negativsymptomatik. Das Fehlen motorischer Nebenwirkung verbessert sicher die Compliance der Patienten, und einige Erfolge bei Therapieresistenz sind auch darauf zurückzuführen.

Die folgende Tabelle (Tabelle 1) zeigt die häufigsten Clozapinnebenwirkungen nach den Angaben verschiedener Autoren. Zum Vergleich sei auf die Häufigkeit von UAW bei Haloperidol verwiesen, wie sie in der Arbeit von Bandelow et al. (1991) angegeben werden und wie sie in der Monographie der Aufbereitungskommission des Bundesgesundheitsamtes genannt sind.

Umfangreiche Daten zum Nebenwirkungsprofil legt Schmidt (1992) als Ergebnisse der AMÜP-Studie vor. Hier zeigt sich, daß bei den therapierelevanten UAW, die Konsequenzen wie Dosisadaptation, Zusatzmedikation oder Absetzen zur Folge hatten, *die deutlichsten Unterschiede zwischen Clozapin und Haloperidol bei den Nebenwirkungen Parkinsonoid, Frühdyskinesie, Akathisie und Tremor* lagen. Hier sind die Patienten unter Haloperidol häufig betroffen. Bei den *Nebenwirkungen Obstipation, Delir, Übelkeit und Fieber* waren die Clozapinpatienten (n=56) häufiger betroffen als die Patienten unter Haloperidol. Dies stimmt mit den oben genannten Daten überein.

Ein Vergleich der Zahlen der verschiedenen Autoren beim Clozapin untereinander und ein Vergleich mit den Angaben zum Haloperidol ist nur bedingt möglich,

Tabelle 1. Angaben zur Inzidenz (in %, gerundet)

	Amminger et al. (1991) n=53	Lu (1991) n=600	Naber et al. (1992) n=480	Fischer Diss. (1993) n=260	Gaertner et al. (1989) n=391	Sandoz[1] n=842	Kane et al. (1988)[2] n=126
Leukozytose	–	52	14	–	–	–	–
Leukopenie	15	19	1	3	2	–	–
Agranulozyten	0	2	0	0	0	1	0
pathologisches EEG	–	9	35	–	–	–	*
Fieber	4	6	9	4	4	5	13
pathologisches EKG	–	5	10	–	–	25	17
Ausschlag	–	2	1	–	–	–	–
epileptischer Anfall	–	2	<1	–	–	3	*
Orthostase	2	2	17	14	25	9	13
Obstipation	–	1	7	–	–	14	16
Leberenzyme	38	1	21	30	20	–	–
pharmakogenes Delir	–	1	4	4	8	–	–
Speichelfluß	–	–	8	7	–	31	13
Gewicht*	–	–	13	4	–	4*	

* = Einzelfälle
– = keine Angaben
[1] zit. von Saffermann et al. (1991)
[2] zit. von Bablenis et al. (1989)

Tabelle 2. Häufigkeit von UAW unter Haloperidol (Bandelow et al. 1991)

Häufig (<10 %):
Frühdyskinesien, Parkinson-Syndrom, Akathisie, Spätdyskinesien, Sedierung, Anstieg der Leberenzyme

Gelegentlich (1-10 %):
Hypotonie, Orthostase, Tachykardie, Leukopenie, Depression, Verminderung von Libido und Potenz, Galaktorrhö, Amenorrhö, Brustvergrößerung, Gewichtszunahme

Selten (<1 %):
Sehstörungen, Veränderung des Augeninnendruck, Störungen der Speichelsekretion, vermindertes Schwitzen, Tachykardie, Obstipation, Beschwerden beim Harnlassen, Sprechstörungen, Gedächtnisstörungen

Einzelfälle:
Malignes neuroleptisches Syndrom, cholestatische Hepatose

da die Erhebungen mit verschiedenen Instrumenten und an unterschiedlichen Populationen durchgeführt wurden.

Hinzu kommt, daß die Items schlecht operationalisiert sind. Bei der Körpertemperatur, wo man sich einigermaßen einig ist, ist die beste Übereinstimmung.

Zur Vereinheitlichung der Erfassung von UAW verwenden wir beim Clozapin das folgende Erhebungsinstrument, in dem für einen Teil der UAW Angaben des Schweregrades vorgesehen sind, zum Teil nur die Angabe vorhanden oder nicht vorhanden. Bei den Bemerkungen zum Schweregrad handelt es sich um Beispiele. Im folgenden werden die einzelnen UAW besprochen:

Tabelle 3. Unerwünschte Arzneimittelwirkungen – Schätzskala Clozapin

1. Sedierung	0 keine
	1 subjektiv empfundene Müdigkeit
	2 objektiv; verlängerter Nachtschlaf, Tagesschlaf, Einschlafen beim Lesen etc.
	3 überwiegend im Bett
2. Schwindel	0 keine
	1 subjektiv, gelegentlich
	2 subjektiv, dauerhaft
	3 objektivierbar, z. B. Gangstörung
3. Alpträume	0 keine
	1 selten
	2 deutlich, störend
4. Krampfaktivität	0 keine
	1 Allgemeinveränderung, einzelne steile Wellen
	2 typische Krampfpotentiale
	3 Myoklonien bei erhaltenem Bewußtsein
	4 Grand Mal u. a. mit Bewußtseinsverlust
5. Pharmakogenes Delir	0 keine
	1 nächtliche Unruhe, passagere Desorientiertheit
	2 assagere Desorientiertheit und motorische Unruhe auch tagsüber
	3 voll ausgeprägte delirante Psychose
6. Enuresis	0 keine
	1 vorhanden
7. Fieber	0 keine
	1 vorhanden (>38°C, rektal)
8. Gewicht	0 keine Zunahme, keine Änderung der Eßgewohnheiten
	1 Kohlehydrathunger, ständiger Hunger, vermehrtes Essen
	2 Gewichtszunahme über 1 kg pro Woche
9. Motorik	0 keine Störungen
	1 leichtere Störungen
	2 schwere Störungen
Akathisie	ja/nein
Frühdyskinesien	ja/nein
Parkinsonoid	ja/nein
Hyperkinesen	ja/nein

Tabelle 3. Fortsetzung

10. Periphere anticholinerge
    Effekte   0 keine
                                    1 leichte (Verschwommensehen, kann noch lesen)
                                    2 mittelstarke
                                    3 schwere (z. B. Harnverhaltung, Subileus)
    Mundtrockenheit   ja/nein
    Akkomodationsstörungen   ja/nein
    Obstipation   ja/nein
    Miktionsstörungen   ja/nein
    Tachykardie   ja/nein
    Ejakulations- oder
    Orgasmusstörung   ja/nein

11. Speichelfluß   0 kein
                                    1 leicht (d. h. nur subjektiv)
                                    2 mittelstark
                                    3 schwer (nasses Kopfkissen, am Sprechen gehindert)

12. Hypotonie   0 keine
                                    1 leichte (subjektive Beschwerden, RR syst. >100 mm Hg)
                                    2 mittelstarke (RR syst. <100 mm Hg)
                                    3 Kollaps

13. Haut   0 keine Veränderung
                                    1 flüchtiges Exanthem
                                    2 schwere Veränderung

14. EKG-Veränderungen   0 keine
                                    1 Tachykardie, ST-Strecken und T-Wellenveränderung,
                                      leicht ohne Leistungseinbuße
                                    2 starke Ausprägung, Dosisreduktion oder Absetzen erforderlich

15. Blutbild   0 keine
                                    1 jede Überschreitung der Grenzwerte
                                    2 mit der Folge vermehrter Kontrollen
                                    3 mit Absetzfolge
    Leukozytose   ja/nein
    Leukopenie   ja/nein
    Eosinophilie   ja/nein
    Thrombopenie   ja/nein
    Anämie   ja/nein

16. Erhöhung von
    Leberenzymen
    (GOT, GPT, r-GT, AP)   0 keine
                                    1 mind. ein Wert über das Doppelte der oberen Normgrenze
                                    2 mehrere Parameter, steigende Tendenz
                                    3 Bilirubinerhöhung

Sedierung

Sedierung tritt häufig auf, vor allen Dingen zu Beginn der Behandlung, unter hohen Dosen und bei rascher Dosissteigerung. *Unter rascher Eindosierung verstehen wir Beginn mit mehr als 25-50 mg und Steigerung um mehr als 25-50 mg/Tag.*

Meist ist die Sedierung initial erwünscht. Sofern es bei der Weiterbehandlung nicht zu einer Toleranzentwicklung gegenüber der sedierenden Wirkung kommt, hilft evtl. Teilung der Dosis und Gabe der Hauptmenge am Abend (Alphs et al. 1991) oder Dosisreduktion. Grundlage der körperlich empfundenen Müdigkeit und Schwere kann auch die Hypotonie sein.

Schwindel

Eine häufige Klage zu Beginn der Therapie. Aber auch bei der Langzeitbehandlung gibt es hartnäckige Klagen über schwer zu beschreibende unsystematische Schwindelzustände. Diese müssen differentialdiagnostisch von Hypotonie und Gangstörungen (als UAW) und auf der anderen Seite von Depression oder dem Überdauern einer Residualsymptomatik mit Rückzug und Vermeidungsverhalten und/oder einer Somatisierung aus dem Konfliktpotential einer gleichzeitig bestehenden neurotischen Störung abgegrenzt werden.

Der Ausschluß zentral bedingte Schwindelzustände sollte bei anhaltenden Klagen erfolgen. Ansonsten hilft nur Dosisreduktion (s. auch unter 1. Sedierung)

Alpträume

Sie treten auch unter anderen Neuroleptika auf und können ein Vorbote des Delirs sein. Keine Behandlung. Die Zunahme der Traumaktivität geht mit einer Zunahme der REM-Phasen einher wie verschiedene Arbeitsgruppen nachweisen konnten (Small et al. 1987; Saletu et al. 1987).

Krampfaktivität

EEG-Veränderungen und Krampfanfälle sind gut mit der Dosis und dem Plasmaspiegel (Haring et al. 1993) korreliert.

Simpson u. Cooper hatten bereits 1978 bei zwei Patienten, die Anfälle hatten, deutlich erhöhte Plasmakonzentrationen beobachtet.

Die bisherige Erfahrung zeigt, daß bei Dosierungen über 600 mg pro Tag und bei Plasmaspiegeln über 600 ng/ml die Wahrscheinlichkeit des Auftretens von Krampfanfällen stark zunimmt (Baker u. Conley 1991). Diese „Zunahme" muß relativ gesehen werden. Insgesamt bleibt der Grand-mal-Anfall doch ein Ereignis, das allenfalls „gelegentlich" auftritt (1-10 %) und wir haben eine ganze Reihe von

Patienten mit wesentlich höheren Spiegeln beobachtet, die weder klinisch noch elektroenzephalographisch Hinweise für Krampfaktivität zeigten.

Nach Devinsky et al. (1991) zeigten sich bei 1.418 behandelten Patienten in 2,8 % tonisch-klonische Krämpfe. Bei Dosierungen über 600 mg pro Tag waren es 4,4 %, bei 300-600 mg pro Tag 2,7 % und bei unter 300 mg pro Tag 1 % der Patienten. (Diese Zahlen stimmen gut mit den von der Firma Sandoz angegebenen Inzidenzen überein (Sandoz 1990), nach denen Anfälle in 5 % der Behandlungen bei einer Dosis zwischen 600 und 900 mg auftreten, in 3-4 % in einer Dosis zwischen 300 und 600 mg und in 1-2 % unter 300 mg.)

Bei rascher Dosiserhöhung traten häufiger Anfälle auf. Nach Devinsky et al. (1991) konnten ca. 76 % der Patienten trotz Auftreten von Krampfanfällen erfolgreich mit Clozapin weiterbehandelt werden, wenn entweder die Dosis reduziert oder eine antiepileptische Medikation zusätzlich eingeführt wurde.

Alphs et al. (1991) geben 4 % für die USA an und 0,36 % weltweit und raten, möglichst niedrig zu dosieren; ansonsten Antikonvulsiva.

Haring et al. (1993) zeigen an 29 stationären Patienten, daß pathologische EEG-Befunde gut mit der Plasmakonzentration von Clozapin korrelieren. Variablen wie Dosis, Alter, Geschlecht, Gewicht und Dauer der Behandlung sind nicht statistisch relevant.

Einige Autoren (Haller u. Binder 1990) empfehlen bei EEG-Veränderungen und Krampfanfällen ein sehr restriktives Vorgehen, d. h. sofortiges Absetzen oder Dosisreduktion und erneute Aufdosierung *nur unter dem Schutz eines ausreichend dosierten Antikonvulsivums*. Hier weichen die Empfehlungen deutlich von denen von Devinsky et al. (1991) ab.

Tiihonen u. Paanila (1991) weisen darauf hin, daß in ihrer Gruppe von 16 schizophrenen Patienten das EEG bei 11 Patienten vor Beginn der Behandlung normal war und daß sich bei den übrigen 5 Patienten leichte bis mäßige Störungen des Grundrhythmus zeigten. Unter der Clozapinbehandlung zeigten alle Patienten ein abnormes EEG. Sie meinen, daß viele Patienten auch schon unter niedrigen Clozapindosen EEG-Auffälligkeiten zeigen (so auch Isermann u. Haupt, 1976) und daß damit der Forderung von Haller u. Binder (1990) eine Dosiserhöhung über 600 mg nur vorzunehmen, wenn normale EEGs vorliegen, unrealistisch ist. Da zudem die EEG-Veränderungen mit der Klinik nicht korreliert sind, sehen sie ein abnormes EEG ohne eindeutige Krampfaktivität nicht als Kontraindikation für eine Dosissteigerung über 600 mg Clozapin pro Tag an.

Baker u. Conley (1991) heben die Wichtigkeit einer Langsamen Dosissteigerung auch bezüglich des Anfallrisikos hervor und plädieren dafür, daß Patienten, die einen Anfall erlitten haben, dann, wenn sie mit einer geringeren Clozapindosis ausreichend behandelt werden können, keine antikonvulsive Medikation erhalten sollten, da diese Medikamente zusätzliche Risiken (auch bezgl. des Blutbilds) mit sich bringen und da bei Dosisreduktion mit einer Wiederholung der Anfälle nicht zu rechnen ist.

Eine Besonderheit des Clozapins sind die generalisierten Myoklonien mit steilen Abläufen im EEG bei erhaltenem Bewußtsein (Gouzoulis et al. 1991). Wir sahen bei einer Patientin, die Clozapin in suizidaler Absicht eingenommen hatte, wobei

Spiegel von <9.000 ng/ml gemessen wurden, bei erhaltenem Bewußtsein über Stunden persistierende generalisierte Myoklonien.

Pharmakogenes Delir

Die Inzidenz pharmakogener Delire liegt zwischen 4 % und 8 % bei unserem Krankengut (Gaertner et al. 1989). Diese relativ hochliegenden Werte kommen mit Sicherheit durch die damaligen Tübinger Eindosierungsgewohnheiten zustande. Bei den hier vorliegenden Behandlungen wurde Clozapin meist schon am Anfang in einer Dosis über 100 mg pro Tag gegeben. Die Latenz bis zum Auftreten der Delire betrug im Mittel 3-4 Tage. Bei Patienten mit organischer zerebraler Schädigung und bei Patienten mit Allgemeinerkrankungen wie arterieller Hypertonie und Diabetes mellitus ist diese Komplikation besonders häufig. Dies entspricht den Verhältnissen bei pharmakogenen Deliren durch andere anticholinerg wirksame Substanzen.

Niedrige Delirindizidenzen werden besonders bei solchen Studien beobachtet, bei denen Clozapin langsam einschleichend gegeben wird.

Szymanski et al. (1991) berichten über ein pharmakogenes Delir, das bei einem Patienten beobachtet wurde, der nach 6monatiger Behandlung mit 2 x täglich Clozapin 200 mg und nach 17tägiger Pause die vorher gegebene Dosis ohne Einschleichen wieder erhielt. Beobachtet wurden außerdem Störungen beim Wasserlassen und der Darmfunktion.

Bei erneuter Exposition mit langsam ansteigenden Dosen wurde das Medikament vertragen.

Malignes neuroleptisches Syndrom

Maligne neuroleptische Syndrome wurden als wenige Einzelfälle (Müller et al. 1988; Vetter et al. 1991) beschrieben, davon 1 Fall mit Stupor, vegetativen Zeichen und Temperaturerhöhung, jedoch ohne Tremor, Rigor und andere extrapyramidalmotorische Symptome. Das Syndrom trat bei Reexposition nicht erneut auf (Goates u. Escobar 1992).

Anderson u. Powers (1991) beschreiben ein malignes neuroleptisches Syndrom unter Clozapin (zusätzliche Gabe von Docusate-Sodium [Laxative] 100 mg 2 x täglich, Famotidin 20 mg und Propranolol 10 mg). Die Autoren erwähnen, daß weitere Fälle in Kombination mit Lithium berichtet wurden (Pope et al. 1986). Das Gupta u. Young (1991) berichten über einen Patienten mit katatoner Schizophrenie der nach 3 Einzeldosen von Clozapin (25 mg) ein Syndrom mit Fieber, autonomer Dysfunktion und schwerem Rigor entwickelte. Begleitend bestand eine akute Sinusitis. Drei Tage nach Absetzen normalisierte sich der Allgemeinzustand. Alle früher eingesetzten Psychopharmaka waren bis auf Lorazepam seit 4 Wochen abgesetzt.

Miller et al. (1991) beschrieben ein malignes Syndrom bei einem Mann mit katatoner Schizophrenie, der zuvor bereits auf verschiedene andere Neuroleptika ein klassisches malignes Syndrom entwickelte hatte und wo wieder, allerdings nach 8monatiger Erhaltungstherapie und ohne andere Neuroleptika, entsprechende klinische Symptome auftraten, die sich auf Dantrolentherapie innerhalb weniger Tage komplett zurückbildeten.

Es muß angemerkt werden, daß die Differentialdiagnose malignes neuroleptisches Syndrom – (perniziöse) Katatonie schwierig ist.

Enuresis

Enuresis ist ein sehr unangenehmes Ereignis für den Patienten, besonders, wenn er nicht über diese Nebenwirkung aufgeklärt ist. Meist ist Enuresis die Folge zu rascher Dosissteigerung oder Überdosierung, insbesondere zu Beginn der Behandlung. Ein direkter Effekt auf die zentrale oder periphere Blasenfunktionssteuerung ist unwahrscheinlich. Wie z. B. auch bei Benzodiazepinen, dürfte der pharmakologisch veränderte Schlaf auslösen sein.

Schlaflähmungen exponierter peripherer Nerven, die selten auftreten, würden wir entsprechend erklären. Sie sind natürlich von Leibmißempfindungen im Rahmen der Grunderkrankung abzugrenzen.

Fieber

Fieber tritt meist innerhalb von 14 Tagen nach Therapiebeginn in 4-15 % (Naber et al. 1992; Gaertner et al. 1989; Bauer u. Gaertner 1983) auf und geht auch bei Weiterbehandlung zurück. Sorgfältig zu prüfen ist die Frage, ob eine Agranulozytose (sofortige Kontrolle von Leukozytenzahl und Differentialblutbild) oder ein Infekt anderer Art vorliegt (internistische Untersuchung). Im allgemeinen überschreitet die Temperatur 38,5°C nicht, höhere Anstiege sind aber auch als benigne Form der Reaktion beschrieben worden. Bei Organbeteiligung und länger anhaltendem Fieber muß das Absetzen erwogen werden.

Abzugrenzen sind: Katatonie, ein malignes Syndrom, Dehydration oder andersartige Stoffwechselentgleisung (z. B. Schildrüsenüberfunktion). Daß bei anderen Neuroleptika in entsprechender Häufigkeit Temperaturanstiege vorkämen, wie Safferman et al. (1991) angeben, haben wir nicht beobachtet.

Gewichtszunahme

Leadbetter et al. (1992) stellen zur Häufigkeit der Gewichtszunahme unter Clozapin folgendes fest: Sie finden bei ihrer Gruppe von 21 schizophren bzw. schizoaffektiv erkrankten Patienten während 16wöchiger Clozapinbehandlung eine mittlere Gewichtszunahme von 13,9 lb (1 lb = 0,45 kg) bzw. 8,9 % des Ausgangsgewichtes.

Lieberman et al. (1989) finden bei 13.000 behandelten Patienten nur bei 1 % eine Gewichtszunahme. Verschiedene andere Berichte vermelden Gewichtszuname bei 13-85 % der Patienten und eine durchschnittliche Gewichtszunahme zwischen 9-24,7 lb.

Unter Behandlung mit Standardneuroleptika kommt es zur Gewichtszunahme bei 14,5-80 % der Patienten je nach Studie, und zu einer Zunahme zwischen 3,4 und 9,0 lb innerhalb von 12 Wochen. Lamberti et al. (1992) berichten bei 36 chronisch schizophrenen Patienten, die von klassischen Neuroleptika auf Clozapin umgestellt wurden, während der 6monatigen Clozapinbehandlung eine Gewichtszunahme von durchschnittlich 16,9 lb.

Die stärker als bei vielen klassischen Neuroleptika ausgeprägte Gewichtszunahme könnte unter anderem mit den starken antiserotoninergen und antihistaminergen Eigenschaften der Substanz zusammenhängen.

Entscheidend ist die *vor* erheblicher Gewichtszunahme eindringliche Aufklärung über diese Nebenwirkung, die durch regelmäßige Gewichtskontrollen durch den Patienten und einer adäquaten Diätberatung besonders im stationären Behandlungsabschnitt bei motivierten Patienten gut beeinflußt werden kann. Nach der klinischen Beobachtung ist in der Phase der Remission eine weitere Gewichtszunahme kaum mehr zu beobachten, viele Patienten haben, wenn die Gewichtszunahme 10 kg überschreitet, aber Probleme, ihr Ausgangsgewicht wieder zu erreichen.

Motorik

Fehlen oder seltenes Auftreten von motorischen UAW werden in vielen Studien hervorgehoben.

Cohen et al. (1991) finden bei Clozapin-behandelten Patienten im Vergleich zu Patienten, die klassische Neuroleptika bekommen (n=23; n=29) die gleiche Häufigkeit und schwere von Akathisie. Kritisch muß bei dieser Arbeit eingewendet werden, daß die Autoren das Überdauern von motorischen Störungen, die durch die vorherige Behandlung mit klassischen Neuroleptika bedingt waren, nicht ausschließen konnten. Es gibt keine randomisierte Zuteilung.

Die doppelblind durchgeführte Studie von Kane et al. (1988) gegen Chlorpromazin/Benztropin und Haloperidol über 16 Wochen zeigte unter Clozapin (mittlere Dosis 600 mg) bei therapieresistenten Schizophrenen (n=126) jeweils in 2 % Akathisie, Akinesie und Tremor. Bei 1 % der Behandelten trat auch Rigor auf.

Casey (1989) gibt etwas höhere Inzidenzen an: Tremor in 6 %, Akathisie in 6 % und Parkinsonoid in 3 %. Nach Safferman et al. (1991) gibt es keine publizierten Fälle von akuten Dyskinesien. DeLeon et al. (1991) beschreiben allerdings 1 Fall von Dyskinesien im Kieferbereich nach Clozapingabe.

Jenkins u. Metzer (1990) sprechen sich gegen eine Verwendung von Metoclopramid bei Clozapin-induziertem Erbrechen aus, da hierbei extrapyramidal-motorische Nebenwirkungen auftreten könnten.

Periphere anticholinerge Effekte

Am häufigsten kann bei auftretenden Nebenwirkungen durch langsamere Dosissteigerung eine weitgehende Adaptation an die vegetativen Reizerscheinungen erreicht werden, manchmal ist eine Dosisreduktion nötig.

Speichelfluß

Auf die Stärke diese Phänomens ist von der Dosis (besonders in der Eindosierungsphase) abhängig, unterliegt starken interindividuellen Schwankungen und ist häufig bei mehrmonatiger Therapie auch ohne adjuvante Medikation rückläufig.

Copp et al. (1991) berichten über 4 Patienten, bei denen unter einer Clozapindosis zwischen 400 und 600 mg pro Tag starker Speichelfluß aufgetreten war, der sich bei allen 4 Patienten unter 75-100 mg Amitriptylin pro Tag gut besserte.

Bei vielen psychotischen Patienten dürfte die Gabe von Amitriptylin jedoch kontraindiziert sein.

Weitere Möglichkeiten sind die Gabe von Pirenzepin (Gastrozepin[R]) oder anderer peripher wirkender Anticholinergika (Naber et al. 1992). Clonidin wird von Grabowski (1992) genannt.

Hypotonie

Die Gabe von Sympathomimetika ist umstritten. Die Wirkung ist unzureichend, die Tachykardie wird verstärkt.

Dihydroergotamin (DHE-ratiopharm[R]) ist klinischen Beobachtungen zufolge wirksam. Stützstrümpfe, salzreiche Kost oder ein Mineralokortikoid erwähnen Safferman et al. (1991). Sympathomimetika werden nicht empfohlen.

Die hohen Hypotonieinzidenzen bei den Tübinger Auswertungen kontrastieren zu den niedrigeren (17 %) in der methodisch ähnlichen Studie von Naber et al. (1992). Dies dürfte am ehesten darauf zurückzuführen sein, daß bei den Tübinger Patienten meist von Beginn an relativ hoch dosiert wurde, während bei den Patienten von Naber bei niedriger Anfangsdosis die Tagesdosis nur allmählich gesteigert wurde. Die arterielle Hypotonie bildet sich unter Clozapin (wie auch unter Haloperidol) häufig sehr rasch zurück. Weibliches Geschlecht ist auch unter Clozapin ein begünstigender Faktor. Hypotone Werte finden sich häufiger bei Kombinationsbehandlungen. Insbesondere bei zusätzlicher Gabe von Benzodiazepinen und β-Blockern treten längerdauernde Blutdrucksenkungen gehäuft auf

Hauterscheinungen und weitere allergische Phänomene

Bei den allergischen Hautveränderungen muß die Komedikation beachtet werden.

Goumeniouk et al. (1991) weisen darauf hin, daß eine schwere urtikarielle Hautreaktion unter Clozapin auch durch die zusätzlich verordneten Medikamente bedingt sein könnte (Lorazepam, L-Tryptophan, Vitamin-C, Benztropin, Fluphenazin und Nikotinsäure). Da eine Reexposition auch mit Lorazepam, Benztropin und Fluphenazin erfolgte, müssen auch Substanzen wie Nikotinsäure und L-Tryptophan und Vitamin-C verdächtigt werden.

Stoppe et al. (1992) berichten den Fall einer 69jährigen chronisch schizophrenen Frau, die unter Clozapin eine allergische asthmatische Reaktion entwickelte. Chronisch-obstruktive Bronchitis, koronare Herzkrankheit und arterielle Hypertonie werden als Mit-(Vor-)Bedingungen für die Arzneimittelreaktion diskutiert.

Daly et al. (1992) berichten über einen Fall von Polyserositis unter Clozapin (beidseitige Pleuraergüsse und leichter Perikarderguß, Wiederholung bei Reexposition). Patientin erhielt zusätzlich Valproinsäure und Fluoxetin.

Stricker u. Tielens (1991) beschreiben einen schizophrenen Patienten, der unter Clozapin eine Eosinophilie (bis 34 %) entwickelt. Andere Ursachen für die Eosinophilie wurden ausgeschlossen. Bei einer Reexposition kam es zum erneuten Anstieg der Eosinophilen. Transitorische Eosinophilen sind zu Beginn der Behandlung in 1 % zu beobachten und nicht mit dem Auftreten einer Neutropenie assoziiert.

EKG-Veränderungen

Die Verlängerung der PQ-Zeit (Störung der Überleitung) ist ähnlich zu bewerten, wie bei den trizyklischen Antidepressiva, d. h., daß Patienten mit bereits vorliegendem Schenkelblock nur unter besonders enger Überwachung behandelt werden können. Die häufig zu beobachtende Tachykardie geht wie bei den TCA auf die anticholinerge Wirkung zurück. Die Gabe von β-Blockern ist möglich, falls der Blutdruck es erlaubt. Die negativ inotrope Wirkung wird nur bei bereits vorgeschädigtem Herz deutlich. Die ST-Streckenveränderungen und Deformierungen der T-Welle werden häufig ohne klinische Korrelate beobachtet.

Blutbildendes System

Nähere Angaben finden Sie im Beitrag „Blutbildveränderungen und andere schwerwiegende Nebenwirkungen unter Clozapintherapie" von Müller-Spahn und Kurtz, S. 75ff.

Leberenzyme

Die von Fischer-Erlewein bzw. Gaertner et al. (1990) ermittelte Häufigkeit erhöhter Leberenzymwerte unter Clozapin übertrifft die sonst in der Literatur angegebenen Inzidenzen. Hierfür dürften häufige Komedikation und engmaschige Kontrollen verantwortlich sein.

Ein erhöhter Bilirubinwert unter Clozapin trat in diesen Untersuchungen nur einmal auf, ein Ikterus überhaupt nicht. Häufig ist die Leberenzymerhöhung mit Eosinophilie verbunden. Bei den Enzymanstiegen soll es sich, wie bei anderen Medikamenten, um eine Anpassungsreaktion der Leber handeln, der noch kein Krankheitswert zukommt. Wir führen ab einer Erhöhung auf über den dreifachen oberen Normwert engmaschige Kontrollen durch. Bei weiterem *raschen Anstieg, Ikterus oder anderen klinischen Beschwerden* wird abgesetzt. Bleibt es bei den Enzymerhöhungen als Laborwerte, kann eine Dosisreduktion oder Änderung der Komedikation versucht werden.

Einzelfälle

Blum (1990) beschreibt eine Trias von Hyperthermie, Zunahme von REM-Schlaf und Kataplexie unter Clozapinbehandlung. Kataplexieähnliche Phänomene unter Clozapinbehandlung werden auch von anderen Autoren zum Teil in Verbindung mit myokloniformen Zuckungen beschrieben (Lieberman et al. 1989; Lindstrom 1988), ihre Entstehung ist unbekannt. Chiles et al. (1990) weisen darauf hin, daß das klinische Äquivalent (plötzlicher Tonusverlust der Muskulatur besonders der Beine) schwer objektivierbar und daher vielleicht zu selten berichtet wird.

Seftel et al. (1992), Rosen u. Hanno (1992) und Ziegler u. Behar (1992) beschreiben je einen Fall von Clozapin-induziertem Priapismus.

Wechselwirkungen

Delirante Syndrome, EEG-Veränderungen und Hypersalivation sind bei Kombination von Clozapin mit klassischen Neuroleptika häufiger.

Unter Kombination mit Lithium (Blake et al. 1992) wurden Myoklonien, Spasmen der Gesichtsmuskulatur, grobschlägiger Tremor, Muskelschwäche, Desorientiertheit, Konzentrationsstörung und Gedächtnisstörung beobachtet. Die Autoren empfehlen, das Lithium auf maximal 0,5 mval/l einzustellen. Naber et al. (1992) finden keine Zunahme von Clozapinnebenwirkungen unter Komedikation mit Lithium bei 106 Patienten.

Bei Kombination mit Lithium wurden bei unseren Patienten UAW nicht häufiger oder schwerer ausgeprägt beobachtet.

Die Kombination mit Benzodiazepinen in 82 Fällen führte zu einer Zunahme der Nebenwirkungen Hypotension und in Einzelfällen zum Delir. Bei Kombination mit Antidepressiva (n=93) waren delirante Syndrome häufiger (Gaertner et al. 1989).

Cobb et al. (1991) beschreiben 2 Fälle von Interaktion zwischen Clozapin und Lorazepam. Bei diesen Patienten, die niedrige Dosen (um 100 mg pro Tag) von Clozapin hatten, kam es nach kurzer und relativ niedriger Lorazepamdosierung (2 mg bzw. 3 x 1 mg) zu starker Sedierung, Speichelfluß und Ataxie. In einem Fall führte die Reexposition nach erfolgter Aufdosierung mit Clozapin nicht zu den gleichen Komplikationen (Clozapin 350 mg pro Tag).

Grohmann et al. (1989) beschreiben 4 Fälle von Clozapin-Benzodiazepin-Interaktion mit starker Sedierung, Hypersalivation, Blutdruckabfall, deliranten Syndromen, Kollaps, Bewußtlosigkeit und Atemstörungen. In diesen Fällen waren z. T. mehrere gleichzeitig verordnete und länger wirksame Benzodiazepine gegeben worden. Die Autoren folgern, daß insbesondere bei Beginn der Clozapinbehandlung und bei Erhöhung der Dosis Benzodiazepine vermieden werden müssen.

Diese Zwischenfälle führten zur retrospektiven Auswertung von Krankengeschichten (Sassim u. Grohmann 1988). Es erfolgt ein Vergleich zwischen Behandlungsphasen mit Clozapin allein bzw. in Kombination mit Benzodiazepinen bei den gleichen Patienten. Neununddreißig Patienten konnten diese Kriterien erfüllen. Es fand sich dabei ein Kollaps bei Monotherapie und drei Ereignisse unter Kombinationstherapie. Auch Sedierung war unter der Kombinationsbehandlung häufiger. Außerdem kam es zur häufigeren Erhöhung der γ-GT bei der Kombinationsbehandlung.

Szymanski et al. (1991) berichten über einen Anstieg der Clozapinspiegel bei gleichzeitiger Cimetidinmedikation. Cimetidin wurde oral 400 mg 2 x täglich verabreicht, da es unter 900 mg Clozapin zu Magenbeschwerden gekommen war. Nach Erhöhung von Cimetidin 3 x täglich 400 mg klagt der Patient bei einer telefonischen Befragung über Schweißausbrüche, Benommenheit, Erbrechen und allgemeine Schwäche. Nach Absetzen des Cimetidin und Verminderung der Clozapindosis auf 200 mg am Tag bessert sich die Symptomatik und die Dosis von Clozapin konnte wieder auf 900 mg erhöht werden.

Wechselwirkungen mit Serotoninrückaufnahmehemmern sind bisher nicht beschrieben. Wir konnten eine Patientin beobachten, die in suizidaler Absicht große Mengen Fluvoxamin und Clozapin einnahm, gesichert durch Spiegelbestimmungen beider Medikamente. Der Spontanverlauf blieb ohne vital bedrohliche Komplikationen, die Elimination des Fluvoxamins verlief verzögert.

Schwangerschaft

Es liegen bisher 14 Fallberichte über die Therapie mit Clozapin während einer Schwangerschaft vor. 12 Patientinnen erhielten Clozapin im ersten Trimester, während der Organogenese. Die Dauer der Therapien schwankt von 1-2 Wochen bis zur gesamten Schwangerschaft. In 2 Fällen kam es zu einem Spontanabort, in einem Fall erfolgte die Geburt vorzeitig und in 11 Fällen termingerecht. 11 gesunde Kinder wurden geboren, ein Kind hatte ein Turner-Syndrom. In der postnatalen Entwicklung wurden bei einem Kind Krämpfe, bei einem Kind eine fieberhafte

Infektion und bei einem Kind Asymmetrie der Gesäßfalten beobachtet, bei 9 Kindern gibt es keine Daten zur postnatalen Entwicklung (Sandoz 1992).

Zusammenfassung

Drei wesentliche Maßnahmen können ergriffen werden, um bedrohliche UAW abzuwenden:

1. Es müssen zu Beginn der Behandlung (erste 18 Wochen) mindestens wöchentlich Blutbildkontrollen erfolgen, später monatlich ohne zeitliche Begrenzung. Dies reduziert nach den Erfahrungen der letzten Jahre die mit einer Agranulozytose verbundenen Gefahren so weit, daß andere Neuroleptika bezüglich dieses Risikos keine oder nur geringe Vorteile bieten.
2. Clozapin sollte grundsätzlich einschleichend dosiert werden, d. h. 25-50 mg initial, Steigerung täglich 25-50 mg; bei entsprechend disponierten Patienten evtl. Beginn mit 12,5 mg auch wenn sich hierbei Probleme bei der Behandlung akuter Psychosen ergeben. Es lassen sich hierdurch die Hypotonie, die peripheren anticholinergen Effekte, die Häufigkeit von Krampfanfällen und die Häufigkeit deliranter Syndrome vermindern. Falls von der Psychopathologie her zwingend, kann mit einem stark wirksamen Butyrophenon (z. B. Haloperidol) kombiniert werden. Die Kombination mit Phenothiazinen oder anderen Substanzen mit potentiell blutbildschädigender Wirkung kann in der Umstellungsphase (1-2 Wochen) oft nicht vermieden werden, sollte aber so kurz wie möglich sein.
3. Tagesdosen von mehr als 600 mg sollten vermieden werden, da das Risiko für das Auftreten epileptischer Anfälle und anderer UAW stark ansteigt.
4. Bei einigen Fragestellungen (Non-Compliance, schwierige Differenzierung bezüglich Symptomatik der Psychose – UAW) ist die Messung der Plasmakonzentration hilfreich.

Literatur

Alphs LD, Meltzer HY, Bastani B, Ramirez LF (1991) Side effects of clozapine and their management. Pharmacopsychiatry 24(2):46

Amminger GP, Resch F, Reimitz J, Friedrich MH (1992) Side effects of clozapine in therapy of psychotic disorders in adolescents. A retrospective clinical study Universitätsklinik für Neuropsychiatrie des Kindes- und Jugendalters in Wien. Z Kinder-Jugendpsychiatr 20(1):5-11

Anderson ES, Powers PS (1991) Neuroleptic malignant syndrome associated with clozapine use. J Clin Psychiatry 52:102-104

Bablenis E, Weber SE, Wagner RL (1989) Clozapine: A novel antipsychotic agent, DICP. Ann Pharmacotherapy 23:109-115

Baker RW, Conley RR (1991) Seizures during Clozapin therapy. Am J Psychiatry 148:1265-1266

Bandelow B, Müller P, Rüther E (1991) 30 Jahre Erfahrung mit Haloperidol. Fortschr Neurol Psychiatr 59:297-321

Bauer D, Gaertner HJ (1983) Wirkungen der Neuroleptika auf die Leberfunktion, das blutbildende System, den Blutdruck und die Temperaturregulation. Pharmakopsychiatr 16:23-29

Blake LM, Marks RC, Luchins DJ (1992) Reversible neurologic symptoms with clozapine and lithium [letter]. J Clin Psychopharmacol 12:297-9

Blum A (1990) Triad of hyperthermia, increased REM sleep, and cataplexy during clozapine treatment [letter]? J Clin Psychiatry 51:259-60

Casey DE (1989) Clozapine: neuroleptic-induced EPS and tardive dyskiesia. Psychopharmacol 99:47-53

Chiles JA, Cohen S, McNaughton A (1990) Dropping objects: possible mild cataplexy associated with clozapine. J Nerv Ment Disease 175:663-664

Cobb CD, Anderson CB, Seidel DR (1991) Possible interaction between clozapine and lorazepam [letter]. Am J Psychiatry 148:1606-1607

Cohen BM, Keck PE, Satlin A, Cole JO (1991) Prevalence and severity of akathisia in patients on clozapine. Biol Psychiatry 29:1215-1219

Copp PJ, Lament R, Tennent TG (1991) Amitriptyline in clozapineinduced sialorrhoea [letter]. Br J Psychiatry 159:166

Daly JM, Goldberg RJ, Braman SS (1992) Polyserositis associated with clozapine treatment [letter]. Am J Psychiatry 149:1274-1275

DasGupta K, Young A (1991) Clozapine-induced neuroleptic malignant syndrome. J Clin Psychiatry 52:105-107

DeLeon J, Moral L, Camunas C (1991) Clozapine and jaw dyskinesia: a case report. J Clin Psychiatry 52:494-495

Devinsky O, Honigfeld G, Patin J (1991) Clozapine-related seizures. Neurol 41:369-371

Fischer-Erlewein, Dissertation in Arbeit, Universität Tübingen

Gaertner H-J, Fischer E, Hoss J (1989) Side effects of clozapine. Psychopharmacol 99:97-100

Goates MG, Escobar JI (1992) An apparent neuroleptic malignant syndrome without extrapyramidal symptoms upon initiation of clozapine therapy: report of a case and results of a clozapine rechallenge [letter]. J Clin Psychopharmacol 12:139-140

Goumeniouk AD, Ancill RJ, MacEwan GW, Koczapski AB (1991) A case of drug interaction involvin clozapine [letter]. Can J Psychiatry 36:234-235

Gouzoulis E, Grunze H, Bardeleben U von (1991) Myoclonic epileptic seizures during clozapine treatment: a report of three cases. Eur Arch Psychiatry Clin Neurosci 240:370-372

Grabowski J (1992) Clonidine treatment of clozapine-induced hypersalivation [letter]. J Clin Psychopharmacol 12:69-70

Grohmann R, Rüther E, Sassim N, Schmidt LG (1989) Adverse effects of clozapine. Psychopharmacol 99:101-104

Haller E, Binder RL (1990) Clozapine and seizures. Am J Psychiatry 147:1069-1071

Haring C, Neudorfer C, Schwitzer J, Hummer M, Saria A, Schett P, Hinterhuber H, Fleischhacker W (1993) EEG-Alterations in patients treated with clozapine to plasma levels. Pharmacology (in press)

Isermann H, Haupt R (1976) Auffällige EEG-Veränderungen unter Clozapin-Behandlungen bei paranoid-halluzinatorischen Psychosen. Nervenarzt 47:268

Jenkins M, Metzer WS (1990) Avoidance of metoclopramide for the treatment of clozapine-induced nausea [letter, comment]. J Clin Psychiatry 51:210

Kane J, Honigfeld G, Singer J, Meltzer HJ, and the Clozaril Collaborative Study Group (1988) Clozapine for the treatment-resistent schizophrenic. Arch Gen Psychiatry 45:789-796

Lamberti JS, Bellnier T, Schwarzkopf SB (1992) Weight gain among schizophrenic patients treated with clozapine. Am J Psychiatry 149:689-90

Leadbetter R, Shutty M, Pavalonis D, Vieweg V, Higgins P, Downs-M (1992) Clozapine-induced weight gain: prevalence and clinical relevance. Am J Psychiatry 149:68-72

Lieberman J, Kane J, Johns C (1989) Clozapine: Guidelines for clinical management. J Clin Psychiatry 50:329-338

Lieberman J, Alvir JM (1992) A report of clozapine-induced agranulocytosis in the United States. Incidence and risk factors. Drug-Saf 7 (Suppl 1):1-2

Lindstrom LH (1988) The effect of long term treatment of clozapine in schizophrenia: a retrospective study of 96 patients treated with clozapine up to 13 years. Acta Psychiatr Scand 77:524-529

Lu MK (1991) Clinical analysis in the main side effects of clozapine: enclosed 600 case reports. Chung-Hua-Shen-Ching-Ching-Shen-Ko-Tsa-Chih 24(2):71-74

Miller DD, Sharafuddin MJ, Kathol RG (1991) A case of clozapineinduced neuroleptic malignant syndrome. J Clin Psychiatry 52(3):99-101

Müller T, Becker T, Fritze J (1988) Neuroleptic malignant syndrome after clozapine and carbamazepine. Lancet II:1500

Naber D, Hippius H (1990) The European experience with use of clozapine. Hosp Community Psychiatry 41(8):886-890

Naber D, Holzbach R, Perro C, Hippius H (1992) Clinical management of clozapine patients in relation to efficacy and side-effects. Br J Psychiatry (Suppl)17:54-59

Pope GH, Cole JO, Chopas PT, Fulwiler CE (1986) Apparent neuroleptic malignant syndrome with clozapine and lithium. J Nerv Men Dis 174:493-495

Rosen SI, Hanno PM (1992) Clozapine-induced priapism. J Urol 148(3):876-877

Safferman A, Lieberman JA, Kane JM, Szymanski S, Kinon B (1991) Update on the clinical efficacy and side effects of clozapine. Schizophr-Bull 17(2):247-261

Saletu B, Grunberger J, Linzmayer L, Anderer P (1987) Comparative placebo-controlled pharmakodynamic studies with zotepine and clozapine utilising pharmaco-EEG and psychometry. Pharmakopsychiatry 20:12-27

Sandoz. Clozatil (clozapine) (1990) The atypical antipsychotic. Sandoz Pharmaceuticals, East Hanover NY

Sandoz. Clozatil (clozapine) (1992) Present experience in pregnancy and breast-feeding. Sandoz Pharma, Basel

Sassim N, Grohmann R (1988) Adverse drug reactions with clozapine and simultaneus application of benzodiazepines. Pharmakopsychiatrie 21:306-307

Schmidt LG (1992) Unerwünschte Wirkungen von Clozapin (Leponex[R]): Ergebnisse der AMÜP-Studie 1979-1988. In: Naber D, Müller-Spahn F (Hrsg) Clozapin, Pharmakologie und Klinik eines atypischen Neuroleptikums. Schattauer, Stuttgart New York, S 127-134

Seftel AD, Saenz de Tejada I, Szetela B, Cole J, Goldstein I (1992) Clozapine-associated priapism: a case report. J Urol 147(1):146-148

Simpson GM, Cooper TA (1978) Clozapine plasma levels and convulsions. Am J Psychiat 135:99-100

Small JG, Milstein V, Small IF, Miller MJ, Kellams JJ, Corsaro CJ (1987) Computerized EEG-profiles of haloperidol, chlorpromazine, clozapine, and placebo in treatment-resistant schizophrenia. Clin Electroencephalogr 18:124-135

Stoppe G, Müller P, Fuchs T, Rüther E (1961) Life-threatening allergic reaction to clozapine. Br J Psychiatry 161:259-261

Stricker BH, Tielens JA (1991) Eosinophilia with clozapine [letter]. Lancet 338 (8781):1520-1521

Szymanski S, Jody D, Leipzig R, Masiar S, Lieberman J (1991) Anticholinergic delirium caused by retreatment with clozapine [letter]. Am J Psychiatry 148(12):1752

Szymanski S, Lieberman JA, Picou D, Masiar S, Cooper T (1991) A case report of cimetidine-induced clozapine toxicity. J Clin Psychiatry 52(1):21-22

Tiihonen J, Paanila J (1992) Eosinophilia associated with clozapine [letter]. Lancet 339(8791):488

Vetter P, Proppe D, Hoppe-Seyler S (1991) Neuroleptic malignant syndrome with clozapine monotherapy and benign hyperthermia after resolving neuroleptic malignant syndrome with clozapine [Two case reports] Nervenarzt 62(1):55-57

Ziegler J, Behar D (1992) Clozapine-induced priapism [letter]. Am J Psychiatry 149(2):272-273

Blutbildveränderungen und andere schwerwiegende Nebenwirkungen unter Clozapintherapie

F. Müller-Spahn und G. Kurtz

Ziel dieses Beitrages ist neben einer kurzen Beschreibung der Häufigkeit, der Symptomatik, des Verlaufes, pathogenetischer Überlegungen und der Therapie der Clozapin-induzierten Agranulozytose, die Darstellung anderer – wenn auch zum Teil sehr seltener – schwerwiegender Komplikationen unter einer Clozapinbehandlung. Zu diesen zählen dosisabhängige epileptische Anfälle, das maligne neuroleptische Syndrom, die Pankreatitis und Polyserositis, allergische Reaktionen, der Priapismus sowie kardiovaskuläre und respiratorische Störungen (Tabelle 1).

Das Auftreten von Störungen des hämatopoetischen Systems, insbesondere der Agranulozytose, zählt zu den am meisten gefürchteten Komplikationen einer Therapie mit Clozapin. Um Risikogruppen von der Behandlung ausschließen und die Entwicklung einer Agranulozytose rechtzeitig erkennen zu können, wurden 1979 im Rahmen des Konzeptes einer „Kontrollierten Anwendung" bestimmte Verhaltensregeln für eine Clozapintherapie zwischen dem Hersteller und dem Bundesgesundheitsamt vereinbart. Die „Kontrollierte Anwendung" war damit das erste Sicherheitssystem zu Clozapin, das neben einer strengen Indikationsstellung regelmäßige Blutbildkontrollen und eine Vertriebskontrolle durch den Hersteller (Sandoz, Wander) umfaßte.

Granulozytopenie und Agranulozytose

Definition

Unter einer Agranulozytose wird weltweit ein Absinken der neutrophilen Granulozyten unter $500/mm^3$ verstanden. Eine Granulozytopenie liegt vor, wenn im

Tabelle 1. Seltene schwerwiegende Komplikationen unter Clozapintherapie

---

– Granulozytopenie, Agranulozytose
– Epileptische Anfälle (dosisabhängig)
– Malignes neuroleptisches Syndrom
– Allergische Reaktionen
– Pankreatitis
– Polyserositis
– Priapismus
– Kardiovaskuläre und respiratorische Störungen (1 von 3000 Patienten)

---

peripheren Blutbild weniger als 1500 Granulozyten/mm^3 meßbar sind. Dagegen ist die Definition einer Leukozytopenie mit Grenzwerten zwischen 3 und 4000 Leukozyten weniger einheitlich. Im Zusammenhang mit Clozapin wurde die kritische Grenze auf 3000/mm^3 festgelegt (Wahlländer 1992).

Häufigkeit

Erfahrungen der letzten 2 Jahre

Die zentrale Dokumentation der dem Drug Monitoring Centre (Sandoz, Basel) weltweit gemeldeten Fälle mit Granulozytopenie und Agranulozytose sowie die Einführung komplexer, einem Intensiv-Drug-Monitoring entsprechender Sicherheitssysteme in den USA und England (Clozaril Patient Monitoring Service, CPMS, Sandoz Pharmaceuticals) ermöglicht differenzierte Aussagen über die Häufigkeit von Granulozytopenie und Agranulozytose im Zeitraum vom 1. Januar 1990 bis 31. Dezember 1991 (Krupp P u. Dev VJ, Situation report 31st December 1991, granulozytopenia during Leponex treatment). Insgesamt wurden in diesem Zeitraum 583 Fälle einer Clozapin-assoziierten Granulozytopenie oder Agranulozytose gemeldet, davon 164 als Spontaneinzelfallmeldungen, 419 im Rahmen des obengenannten Intensiv-Drug-Monitorings in den USA und England. Bei 383 Patienten lag eine Granulozytopenie vor, bei 200 Patienten eine Agranulozytose (Krupp P u. Dev VJ, Situation report 31st December 1991, granulozytopenia during Leponex treatment). Dabei überwog mit 52 % leicht das männliche Geschlecht (bei Auswertung aller seit 1973 bis jetzt zur Verfügung stehenden Daten ist eine eindeutige Geschlechtsspezifität nicht nachweisbar). Knapp 40 % der Patienten wurden zusätzlich mit anderen Medikamenten behandelt, 98 % zeigten eine vollständige Remission, 2 % (13 Patienten) verstarben infolge der Komplikationen einer Agranulozytose. Sechs dieser Fälle traten in den USA auf, wo trotz intensiven Monitorings eine derartige Komplikation nicht vermieden werden konnte; über einen Fall wurde in Deutschland berichtet. Dabei entwickelte sich die Agranulozytose im Vergleich zur Granulozytopenie häufiger bei älteren Patienten. Eine klare Dosisbeziehung lag nicht vor. Auch bei den Todesfällen (6 Frauen, 7 Männer) war keine eindeutige Beziehung zur Dosierung nachweisbar, 6 dieser Patienten wurden zusätzlich zu Clozapin mit Substanzen wie Carbamazepin oder Levomepromazin behandelt, von denen bekannt ist, daß sie ihrerseits zu einer Leukozytopenie führen können. In einigen Fällen wurden keine regelmäßigen Blutbildkontrollen durchgeführt.

Erfahrungen der letzten 20 Jahre

Die Auswertung aller von 1972 bis Ende 1991 an das Drug-Monitoring-Centre gemeldeten 807 Fälle von Granulozytopenien oder Agranulozytosen zeigt ein annähernd gleiches Geschlechterverhältnis mit einer geringfügig höheren Rate bei Frauen, eine Altersstreuung von 14-85 Jahren mit einem Durchschnittsalter von ca. 40 Jahren sowie eine hohe Variabilität der Dosierung von 12,5-1200 mg (Krupp P u. Dev VJ, Situation report 31st December 1991, granulozytopenia during Leponex treatment). Jeweils ca. 50 % der Patienten wurden mit Clozapin allein bzw. in Kombination mit anderen Substanzen behandelt.

Nach Lieberman u. Alvir (1992) liegt die kumulative Inzidenz der Agranulozytose im ersten Jahr bei 0,8 % und nach eineinhalb Jahren bei 0,92 %.

Hummer et al. (1992) berichteten bei Auswertung ihres Clozapin-Monitoring-Programms an der Innsbrucker Psychiatrischen Universitätsklinik über das Auftreten einer progressiven Leukopenie bei 2 Patienten. In einem der Fälle entwickelte sich eine Agranulozytose. Beide Patienten remittierten nach Absetzen von Clozapin vollständig. Insgesamt wurden die Daten von 68 Patienten ausgewertet, die zum ersten Mal mit Clozapin behandelt wurden. Bei 8 Patienten kam es zum Auftreten einer vorübergehenden Neutropenie (<2000 neutrophile Granulozyten/mm^3), die sich zwischen der 3. Woche und 11. Woche ausbildete. Bei täglicher Blutbildkontrolle normalisierten sich die Werte innerhalb von durchschnittlich 1,4 Wochen, ohne daß eine Dosisänderung erforderlich wurde.

Shah et al. (1993) berichteten über die Auswertung der Daten von 2394 mit Clozapin behandelten Patienten in England. 78 (3,3 %) der untersuchten Patienten entwickelten eine Clozapin-induzierte Neutropenie (neutrophile Granulozyten <1500/mm^3), davon 13 (0,54 %) eine Agranulozytose, in einem Fall mit letalem Ausgang. Die kumulative Inzidenz für eine Neutropenie lag nach 1 Jahr mit einer Clozapintherapie bei 1,1 %, die Zeitdauer streute zwischen 1 und 66 Wochen mit einem Median von 10 Wochen. Nach Absetzen von Clozapin waren nach durchschnittlich 6,7 Tagen neutrophile Granulozytosen mit Granulozytenwerten >1500/mm^3 nachweisbar. Patienten mit niedrigen Leukozyten- und Granulozytenzahlen vor Clozapinbehandlungsbeginn entwickelten signifikant häufiger eine Neutropenie unter Clozapin, bei 7,4 % der Patienten trat eine Eosinophilie mit Werten >1.4/mm^3 auf. Obwohl die meisten dieser Patienten weiter mit Clozapin behandelt wurden, fielen die Werte innerhalb von wenigen Wochen bei allen Patienten auf die Basalwerte ab. Die Eosinophilie scheint somit kein Prädiktor für die Entwicklung einer Agranulozytose zu sein.

Symptomatik

Das Auftreten von Symptomen einer Infektion wie Fieber, Müdigkeit, Schüttelfrost, Halsschmerzen oder eine gestörte Wundheilung unter einer Clozapintherapie kann Folge einer Agranulozytose sein und erfordert grundsätzlich eine sofortige Blutbildkontrolle mit Zelldifferenzierung. Der Patient und gegebenenfalls Angehörige müssen bereits vor Behandlungsbeginn darüber aufgeklärt werden, daß in diesem Falle sofort ein Arzt konsultiert werden muß.

Verlauf

Zusammenfassend ist unter Clozapin-Therapie eine kumulative Inzidenz der Agranulozytose von 1 % anzunehmen. Dabei entwickeln sich ca. 85 % aller

Agranulozytosen in den ersten 18 Behandlungswochen, 90 % im ersten Behandlungsjahr (Tabelle 2).

Alvir u. Lieberman (1992) berichteten, daß 61 von 73 Agranulozytosefällen in den ersten 3 Behandlungsmonaten auftraten. Deshalb ist die kontinuierliche Blutbildbestimmung in den ersten 18 Behandlungswochen von besonderer Bedeutung. Allerdings treten ca. 15-20 % aller Agranulozytosen erst nach diesem Zeitraum auf. In den USA werden daher wöchentliche Blutbildkontrollen während der gesamten Behandlungsdauer gefordert. Nach Absetzen von Clozapin normalisiert

Tabelle 2. Clozapin-Agranulozytose

Definition:	<500 Granulozyten/mm^3 (Agranulozytose) <1500 Granulozyten/mm^3 (Granulozytopenie)
Häufigkeit:	Kumulative Inzidenz 0,8-1 % im ersten Behandlungsjahr
Geschlechtsunterschiede:	nicht sicher nachgewiesen
Verhältnis Granulozytopenie/ Agranulozytose	ca 1:0,5
Zeitpunkt:	70-80 % aller Granulozytopenien in den ersten 18 Wochen
Dosierung:	Kein Zusammenhang zur Inzidenz von Agranulozytosen
Symptomatik:	Fieber, Schüttelfrost, Halsschmerzen, Tonsillitis, gestörte Wundheilung
Dauer:	Nach Absetzen von Clozapin Normalisierung des Blutbildes innerhalb von 2-4 Wochen
Therapie:	Absetzen von Clozapin, spezielle Behandlungseinheit; GM-CSF-Gabe, wenn neutrophile Granulozyten <1000/mm^3; ev. Prophylaxe mit Ascorbinsäure; Blutbildkontrollen über 4 Wochen
Prognose:	**günstig** Granulozyten >500/mm^3 keine Infektion frühes Absetzen von Clozapin **ungünstig** Granulozyten <500/mm^3 Infektion spätes Absetzen von Clozapin
Pathogenese:	ungeklärt metabolisch-toxische Effekte immunologische Wirkmechanismen
Risikofaktoren:	genetische Disposition höheres Alter erniedrigte neutr. Granulozytenzahl vor Behandlungsbeginn Komedikation

sich das Blutbild im allgemeinen innerhalb von 2-4 Wochen. Die Prognose einer Granulozytopenie erscheint bei frühzeitigem Absetzen von Clozapin, einer neutrophilen Granulozytenzahl >500/mm^3, fehlenden Zeichen einer Infektion sowie einer frühzeitigen Behandlung (bereits bei einem Granulozytenabfall unter 1000/mm^3) mit dem Granulozyten-Makrophagen-Coloniestimulierenden Faktor (GM-CSF) eher günstig.

Zusammenfassend sind bei der Behandlung mit Clozapin die sorgfältige umfassende Aufklärung von Patienten und gegebenenfalls Angehörigen, kontinuierliche Blutbildkontrollen und eingehende Kenntnisse über die Behandlungsrisiken seitens des Arztes die Voraussetzung für eine sinnvolle, dem Schutz des Patienten angemessene, Therapie.

Pathogenese

Immunologischen und/oder toxischen Mechanismen wird in der Pathogenese einer arzneimittelinduzierten Agranulozytose eine Schlüsselfunktion beigemessen. Im ersten Fall triggert die Substanz die Entwicklung von Antikörpern gegen die auf den Granulozyten lokalisierten Antigenen oder deren unmittelbaren Vorstufen im Knochenmark. Bei einer toxischen Reaktion werden dagegen letztere direkt zerstört, dies ist z. B. bei Chlorpromazin der Fall. Lieberman et al. (1990) stellten bei der demographischen Auswertung von Agranulozytosepatienten in den USA fest, daß sie meist jüdischer Abstammung waren. Lieberman et al. (1990) und Pfister et al. (1992) vermuteten einen Zusammenhang zwischen dem Auftreten einer Clozapin-induzierten Agranulozytose und einem spezifischen Subtyp (HLA-B16, DR4, DQw3) des Humanen-Leukozyten-Antigens (HLA). HLA-B16 liegt in zwei Formen vor, B38 und B39. Die Variante HLA-B38, DR4, DQw3 ist der charakteristische Haplotyp bei bestimmten jüdischen Patienten (Ashkenazi Juden). Deshalb wird angenommen, daß das Auftreten dieses Subtyps als Vulnerabilitätsmarker für eine Clozapin-induzierte Agranulozytose bei dieser jüdischen Gruppe dienen könnte. Jedoch ist noch unklar, inwieweit dieser HLA-Subtyp unmittelbar pathogenetisch wirksam ist.

Möglicherweise spielt aber auch die Bildung freier Radikale im Zusammenhang mit einer Clozapintherapie pathogenetisch eine wichtige Rolle. So berichteten Fischer et al. (1991), daß durch die gleichzeitige Gabe von einem Radikalenfänger, wie z. B. Ascorbinsäure, die Clozapin-vermittelte Bildung freier Radikale blockiert und damit die Entwicklung einer Agranulozytose verhindert werden könnte.

Risikofaktoren

Als Risikofaktor für die Entwicklung einer Clozapin-induzierten Agranulozytose werden höheres Lebensalter und weibliches Geschlecht (Lieberman u. Alvir 1992), eine niedrige Leukozytenzahl vor Behandlungsbeginn (Shah et al. 1993), das Auftreten eines bestimmten HLA-Phänotyps (HLA-B16, DR4, DQw3) sowie die

Tabelle 3. Clozapin – Verhaltensregeln zur Reduzierung des Risikos einer Agranulozytose

1. Patienten mit einer medikamenten-induzierten Granulozytopenie/Agranulozytose oder jeglicher Art von Knochenmarkerkrankungen in der Vorgeschichte dürfen nicht mit Clozapin behandelt werden.
2. Clozapin darf nicht mit Medikamenten kombiniert werden, bei denen ein Agranulozytoserisiko bekannt ist. Die gleichzeitige Gabe von Depot-NL (v. a. trizyklischer Substanzen) sollte vermieden werden.
3. Vor einer Clozapinbehandlung ist die Bestimmung der Leukozyten und des Differentialblutbildes notwendig, um sicherzustellen, daß nur Patienten mit normalen Leukozytenwerten das Medikament erhalten.
4. Bei den Patienten sind regelmäßige hämatologische Untersuchungen sicherzustellen. Auch sind die Patienten darüber aufzuklären bei Auftreten jeglicher Art von Infektion vor Einnahme der nächsten Tablette den behandelnden Arzt zu informieren.
5. Die Leukozytenzahl muß in den ersten 18 Behandlungswochen mindestens einmal wöchentlich und danach mindestens einmal monatlich bis zum Ende der Behandlung bestimmt werden.
6. Ein Differentialblutbild ist sofort erforderlich, wenn die Leukozytenzahl unter $3500/mm^3$ absinkt oder wenn Zeichen oder Symptome einer Infektion auftreten.
7. Bestätigt sich ein Leukozytenwert von unter $3500/mm^3$ und/oder liegt der Wert der neutrophilen Granulozyten zwischen 2000 und $1500/mm^3$, müssen Leukozytenzahl und Differentialblutbild mindestens 2 x wöchentlich kontrolliert werden.
8. Die Clozapinbehandlung muß sofort abgebrochen werden, wenn die Leukozyten unter $3000/mm^3$ oder die neutrophilen Granulozyten unter $1500/mm^3$ absinken.
9. Patienten mit Leukozyten unter $2000/mm^3$ und/oder neutrophilen Granulozyten unter $1000/mm^3$ sollten in eine spezielle Behandlungseinheit für hämatologische Erkrankungen überwiesen werden.
10. Patienten, bei denen Clozapin aufgrund hämatologischer Komplikationen abgesetzt wurde, sollten das Medikament nicht wieder erhalten.

gleichzeitige Applikation von Substanzen, die ihrerseits zu einer Agranulozytose führen können, wie z. B. Carbamazepin oder Perazin, diskutiert. Eine geschlechtsspezifische Häufung ist allerdings bei Auswertung aller seit 1972 vorliegenden Fälle nicht nachweisbar. Da zusammenfassend sichere Prädiktoren für das Auftreten einer Agranulozytose bisher nicht vorliegen, bieten regelmäßige Blutbildkontrollen die einzige Möglichkeit, dieses Risiko einzugrenzen (Tabelle 3).

Therapie

Trotz Ausschluß potentieller Risikogruppen und kontinuierlicher Blutbildkontrollen ist die Entwicklung einer Agranulozytose möglich. In diesem Fall ist neben dem sofortigen Absetzen von Clozapin und anderer das blutbildende System beeinflussender Substanzen die stationäre Einweisung in eine für die Behandlung hämatologischer Erkrankungen spezialisierte Abteilung erforderlich (bei neutrophilen Granulozyten $<1000/mm^3$). Durch die frühzeitige Gabe, bereits bei einem Abfall der neutrophilen Granulozyten unter $1000/mm^3$, des Granulozyten-Makrophagen-Coloniestimulierenden Faktors (GM-CSF), einem Glykoprotein, das die Proliferation von Vorstufenzellen im Knochenmark und ihre Differenzierung in Granulozyten und Makrophagen stimuliert, kann die Mortalität günstig beeinflußt werden (Barnas et al. 1992).

Zerebrale Anfälle

Neben hämatologischen Komplikationen gilt das potentielle Auftreten epileptischer Anfälle als weiteres schwerwiegendes Ereignis einer Clozapintherapie. Abnorme EEG-Befunde wurden bereits 1978 von Spatz et al. im Rahmen einer retrospektiven Untersuchung bei 59 % von 127 Patienten nach einwöchiger oder länger dauernder Behandlung mit Clozapin beschrieben, bei 2 Patienten traten generalisierte, tonisch-klonische Anfälle auf.

Ein ebenfalls hoher Anteil abnormer EEGs zeigte sich in einer Studie von Isermann u. Haupt (1976) bei 72,2 % der 36 Patienten, die mit einer Mindestdosis von 300 mg Clozapin/die behandelt wurden. Dagegen fanden Klimke u. Klieser (1990) bei nur 460 von 12800 Patienten EEG-Veränderungen, mit 3,7 % ein sehr niedriger Anteil, wobei dann bei 10 % dieser Patientengruppe Clozapin-induzierte Anfälle aufgetreten seien (0,37 %).

In einer neueren Untersuchung wurde in 34,4 % von 480 schizophrenen Patienten mit einer durchschnittlichen Erkrankungsdauer von 7 Jahren über abnorme EEG-Befunde berichtet, wobei die EEG-Veränderungen signifikant mit der Clozapindosis korrelierten (Naber et al. 1992). Dabei waren EEG-Auffälligkeiten der häufigste Grund, die Clozapindosis nicht zu erhöhen oder aber zu erniedrigen. Zerebrale Anfälle traten mit einer sehr niedrigen Inzidenz von 0,2 % auf, was sowohl als Effekt der regelmäßigen EEG-Kontrollen als auch der niedrigen Durchschnittsdosis von 191 mg/die zu werten ist.

In retrospektiven skandinavischen Untersuchungen wurde ebenfalls der Zusammenhang zwischen Höhe der Clozapindosis und Anfallshäufigkeit bestätigt. Lindström (1988) fand bei 4 % von 96 Patienten, die zwischen 1974 und 1986 wegen einer schizophrenen oder schizoaffektiven Psychose mit durchschnittlich 470 mg Clozapin/die therapiert wurde, einen Grand-mal-Anfall.

Unter einer mittleren Tagesdosis von 317 mg Clozapin traten bei 4 von 216 Patienten, die bis zu 12 Jahren mit Clozapin behandelt wurden (85 mit einer Clozapinmonotherapie), epileptische Anfälle auf (Povlsen et al. 1985).

Über Clozapin-assoziierte zerebrale Anfälle referiert auch eine Studie in den USA, in der retrospektiv der Zusammenhang zwischen EEG-Veränderungen, Clozapindosierung und der Häufigkeit von zerebralen Anfällen bei 1418 Patienten überprüft wurde (Devinsky et al. 1991). Einundvierzig Patienten mit einem Durchschnittsalter von 30,8 Jahren entwickelten einen generalisierten tonisch-klonischen Anfall, was einem Anteil von 2,9 % entspricht. Bei 8 Patienten kam es zu jeweils zwei, bei 4 weiteren Patienten zu jeweils drei zerebralen Anfällen. Als prädisponierende Faktoren gelten danach sowohl höhere Clozapindosierungen als auch eine schnelle Dosissteigerung. Die Anfallsfrequenz betrug 4,4 % bei einer Dosierung von 600 mg/die und mehr und war damit mit einem deutlich höheren Anfallsrisiko verbunden als die mittlere Clozapindosierung zwischen 300 und 599 mg/die (2,7 %) bzw. die niedrige von weniger als 300 mg/die (1 %). Eine schnelle „Auftitration" des Clozapins wurde bei 8 Patienten vor dem Anfallsereignis ermittelt. Bei weiteren 6 Patienten ging diesem eine mäßige Dosissteigerung von 50 mg/Woche voraus. Neben den Risikofaktoren einer hohen Dosierung und eines raschen Dosisanstiegs, nannten Günther et al. (1993) weitere Kriterien, die als mögliche Einflußgrößen auf die Entwicklung zerebraler Anfälle gelten können; 1,1 % (3 Patienten) von 283 Patienten, von denen ein normaler EEG-Vorbefund als Einschlußkriterium zur Aufnahme in die Auswertung vorliegen mußte, erlitten epileptische Anfälle. Von diesen 3 Patienten im Alter von 18, 33 und 47 Jahren wurden vier generalisierte Anfälle registriert. Dabei bestand bei einer Patientin eine lokale zerebrale Vorschädigung durch eine intrazerebrale Blutung im rechten Stammganglienbereich mit Ventrikeleinbruch. Wegen einer organischen Psychose wurde sie bis zu den zwei Anfällen für 6 Wochen mit bis zu 100 mg Clozapin behandelt, nach Absetzen normalisierte sich der EEG-Befund. Die an einer schizoaffektiven Psychose erkrankte 18jährige Patientin wurde zunächst kombiniert mit Diazepam 30 mg/die behandelt. Nach sukzessiver Dosisreduktion und Absetzen trat ein generalisierte Anfall unter Clozapin 500 mg/die auf.

Neben vorbestehender organischer Hirnschädigung sind Psychopharmaka-Kombinationstherapien potentielle prädisponierende Faktoren für die Entstehung epileptischer Anfälle unter Clozapin, wie dies auch in verschiedenen Kasuistiken beschrieben wird (Haller u. Binder 1990; Devinsky et al. 1991; Linkkonen et al. 1992). Hinweise auf eine anamnestische oder auch manifeste Epilepsie sind weitere kasuistisch geschilderte Risikofaktoren und dies trotz teils fortgesetzter antikonvulsiver Therapie (Karper et al. 1992; Wilson u. Claussen 1993). Allerdings ist auch zu berücksichtigen, daß unter den typischen Neuroleptika spontan zerebrale Anfälle auftreten können. Dies wurde beispielsweise bei Phenothiazinen in 1,2 % beschrieben (Logothetis 1967), während Patienten ohne Phenothiazinbehandlung keine Anfälle erlitten.

Zusammenfassend empfiehlt sich eine kontinuierliche EEG-Kontrolle v. a. bei Risikopatienten und höherer Dosierung. Eine Kombinationstherapie mit Carbamazepin sollte dabei wegen des möglicherweise erhöhten Agranulozytoserisikos möglichst vermieden werden.

EEG-Veränderungen bei fehlender Anamnese für Krampfanfälle bzw. fehlenden Hinweisen für eine zerebrale Vorschädigung sind für sich alleine gesehen kein Grund für den Einsatz von Antikonvulsiva. Nach Auftreten eines Krampfanfalles empfiehlt sich zunächst eine Dosisreduktion und bei Auftreten eines weiteren Krampfanfalles die Gabe eines Antikonvulsivums.

Malignes neuroleptisches Syndrom

Das maligne neuroleptische Syndrom (MNS), das in bis zu 20 % tödlich verläuft, kann neben der Agranulozytose als schwerwiegende Komplikation unter einer neuroleptischen Therapie auftreten. Klinisch imponieren Fieber, Rigor, Bewußtseinstrübung und autonome Dysfunktionen (Pietzcker 1988). Dabei werden besonders hochpotente Neuroleptika der Butyrophenon- und Phenothiazingruppe angeschuldigt ein MNS auszulösen, v. a. bei rascher Hochdosierung und i. m.-Applikation. Die Inzidenz wird in der Literatur mit 1 °% bis 1 % angegeben.

Clozapin, ein atypisches Neuroleptikum, ist vielen konventionellen Neuroleptika in der antipsychotischen Wirkung überlegen, bei insgesamt kaum zu beobachtenden extrapyramidal-motorischen Nebenwirkungen (Kane et al. 1988; Naber et al. 1992). Aufgrund dieser ganz besonderen Charakteristika war die Auslösung eines malignen neuroleptischen Syndroms durch Clozapin nicht zu erwarten. In den letzten Jahren wurden nun einzelne kasuistische Beiträge publiziert, in denen ein Zusammenhang zwischen dem MNS und Clozapinbehandlung vermutet wurde (Pope et al. 1986a; Müller et al. 1988; Nopoulos et al. 1990; Miller et al. 1991; Anderson u. Powers 1991; DasGupta u. Young 1991; Vetter et al. 1991; Goates u. Escobar 1992). Die Tabelle 4 gibt eine Übersicht über maligne neuroleptische Syndrome, die als Clozapin-induziert diskutiert wurden.

Bei kritischer Durchsicht dieser Einzelfälle fällt auf, daß die Einschlußkriterien für das MNS je nach Autor erheblich differieren (Levenson 1985; Levinson u. Simpson 1986; Pope et al. 1986). Schwierig zu beurteilen ist ferner der Einfluß der Komedikation, neurologischer Vorerkrankungen sowie internistischer Begleiterkrankungen auf die Entwicklung der Symptomatik. Erschwerend kommt bei der Wertung dieser Einzelfalldarstellungen noch die unter Clozapin bekannte und im Vergleich zu klassischen Neuroleptika häufiger auftretende benigne reversible Hyperthermie als typische Nebenwirkung hinzu. Hyperthermie mit vegetativen Zeichen, aber ohne Extrapyramidalsymptomatik, läßt die eindeutige Diagnose eines malignen neuroleptischen Syndroms unseres Erachtens nicht gerechtfertigt erscheinen. Eine abschließende Beurteilung, inwieweit maligne neuroleptische Syndrome Folge einer Clozapinbehandlung sein können, ist derzeit noch nicht möglich. Die Relevanz dieser Fragestellung ergibt sich aus der immer häufiger geübten klinischen Praxis, Patienten mit einer positiven MNS-Anamnese mit dem atypischen Neuroleptikum Clozapin weiterzubehandeln, um damit eben einem MNS-Rezidiv, nach Möglichkeit vorzubeugen.

Andere schwere unerwünschte Wirkungen von Clozapin

Als weitere klinisch bedeutsame aber offensichtlich sehr seltene Begleitwirkungen des Clozapins wurde über das Auftreten von Pankreatitis, Priapismus, Polyserositis, cholestatischem Ikerus und allergischen asthmatischen Reaktionen berichtet. Über diese Komplikationen wird in der Literatur vorwiegend unsystematisiert im Rahmen von kasuistischen Einzelbeschreibungen berichtet. Differenzierte Angaben zu Inzidenz sowie Verlauf und Prognose liegen damit nicht vor. In Tabelle 5 sind einige klinisch relevante schwerwiegende Komplikationen unter Clozapintherapie aufgelistet.

Tabelle 4. Malignes neuroleptisches Syndrom (,,MNS")

Autor	Alter Geschlecht Diagnose	MNS-Anamnese	Clozapin-Mono-/Kombinationstherapie	Clozapindosis/mg	Dauer der Clozapinbehandlung Tage	Ausgang	Besonderheiten
Pope et al. (1986a)	27 J., m. Bipolare affektive Psychose	positiv (unter Fluphenazindecanoat u. Lithium)	Kombinationstherapie mit Lithium	250	27	unauffällig nach 24-48 h nach Absetzen von Clozapin	
Müller et al. (1988)	76 J., m. Monopolare Manie, 3. Phase	positiv (unter Bromperidol)	Kombinationstherapie mit Carbamazepin; Lithium vor 3 Tagen abgesetzt	25	3	weitgehende Besserung nach Absetzen	Mitbeteiligung von Lithium?
Nopoulos et al. (1990)	31 J., m. Chron. Schizophrenie, undifferenzierter Typus	nicht bekannt	Monotherapie	400	11	Absetzen von Clozapin Tag 14; Intensivpflichtige Behandlung; beschwerdefrei Tag 36	kein Rigor rasche Aufdosierung (400 mg in 8 Tagen)
Anderson u. Powers (1991)	26 J., w. Schizophrenie Anorexia nerv. Bulimia nerv.	nicht bekannt	Kombinationstherapie mit Propranolol ab Tag 14 wg. Tachykardie Vorbehandlung mit Haloperidol und Fluphenazin (abgesetzt wann?)	250	36	Nach Absetzen von Clozapin nach 4 Tagen Abklingen der Beschwerden, CK Abkl. nach 8 Tagen	path. EEG vor Clozapintherapie, path. neurologischer Befund während MNS

DasGupta u. Young (1991)	30 J., m. Katatone Schizophrenie	nicht bekannt	Monotherapie (4wöchige Vorbehandlung mit Lorazepam	75	1	Besserung nach Absetzen von Clozapin (Tag 1) nach 3 Tagen: ab Tag 4 NMS-Rezidiv, nach 9 Tagen unauffällig	Anamnestisch, Z. .n. viraler Enzephalitis (3. Lj.) Oligophrenie, Hypertonus, M. Crohn (inaktiv); aktuell: Sinusitis (->Antibiotika)
Miller et al. (1991)	50 J., m. Katatonie	mehrfach positiv unter Haloperidol; Fluphenazin, Thiothixen, Thioridazin, Loxapin	Monotherapie (46 Tage unbehandelt)	500	ca. 240	Nach Absetzen von Clozapin Besserung innerhalb einiger Tage nach Behandlung mit Dantrolene i. v. und Flüssigkeitssubstitution	Ausgeprägte Hypernatriämie b. Aufnahme Sehr verspätestes Auftreten d. MNS ohne vorhergehende Clozapindosisänderung
Vetter et al. (1991)	52 J., w. Paranoide Schizophrenie	nicht bekannt	Monotherapie ca. 14 Tage vorher überlappend Behandlung mit Flupentixol Levomepromazin, Thioridazin	300	40	Absetzen von Clozapin wg. v. a. perniziöse Katatonie; Weiterbehandlung mit Haloperidol u. Levomepromazin; Verschlechterung, u. a. Extremitätenteilparese: Nach Absetzen aller NL Amantadin Bromocriptin, Dantrolen erfolglos. Besserung unter „Stoßtherapie" mit Dantrolen	zerebrale Atrophie
Goates u. Escolbar (1992)	29 J., m. Schizophrenie, akute Exazerbation	nicht bekannt	Monotherapie	125	ca. 5	Nach Absetzen von Clozapin unauffällig nach 2 Tagen	kein Rigor

Tabelle 5. Andere schwere unerwünschte Wirkungen von Clozapin

Autor	Pat./ Alter Geschlecht	Symptomatik	Clozapin- Mono-/Kombinations- Therapie	Dosis mg	Dauer Tag	Therapie	Ausgang	Besonderheiten
Martin (1992)	40 J., m.	Akute Pankreatitis	Monotherapie	150	9	Absetzen	Rückbildung	
Frankenburg u. Kando (1992)	17 J., w.	Akute Pankreatitis, Eosinophilie	Kombinations- therapie mit Lithium, Propranolol, Haloperidol, Valproinsäure	100	14	Absetzen	Absetzen der Valproinsäure, ->keine Besserung, Absetzen von Clozapin, ->Abklingen der Symptomatik	Reexpositions- versuch positiv
Schmidt et al. (1987)	54 J., w.	Cholestatischer Ikterus Ikterus (histologisch gesichert)	Monotherapie	300	?	Absetzen	nach 12 Tagen Enzyme im Normbereich	Reexpositionsversuch positiv
Dorta et al. (1989)	65 J., w.	Cholestatischer Ikterus (histologisch gesichert)	Monotherapie	200	9	Absetzen	Normalisierung der Leberwerte innerhalb von 4 Wochen	
Seftel et al. (1992)	26 J., m.	Priapismus	Kombinationstherapie mit Valproinsäure	300	ca. 11	Absetzen des Clozapins; intrakavernöse Phenylephrin- injektionen	Rezidiv. postischä- mischer Priapismus	2 Reexpositions- versuche positiv
Rosen u. Hanno (1992)	32 J., m.	Priapismus	Kombinationstherapie mit Haloperidol und Phenobarbital	250	27	Absetzen; intrakorporale Epinephrin- injektion, Shunt	Fibrosierung Impotenz	
Daly et al. (1992)	39 J., w.	Polyserositis (Pleura- und Perikarderguß)	Kombinationstherapie mit Valproinsäure und Fluoxetin	350	16	Absetzen	Rückbildung	Reexpositions- versuch positiv
Stoppe et al. (1992)	69 J., w.	Allergische asthmatische Reaktion	Kombinationstherapie Theophyllin, Fluphenazin i. m. 9 Tage vor Clozapinstart	25	1	Absetzen; Intensivstation, Rückbildung intensivpflichtige Rezidive nach Reexposition	Rückbildung	2 Reexpositons- versuche positiv. Chron. Bronchitis als prädisp. Faktor? Zusatzerkrankungen: Hypertonus, Bauch- aortenaneurysma Struma, Gastritis

Kardiovaskuläre und respiratorische Störungen

Die ausgeprägte α-adrenolytische Wirkkomponente von Clozapin kann zu den bekannten hypotonen Kreislaufregulationsstörungen bis hin zum Kollaps führen. Diese hypotone Dysregulation wurde im Rahmen der AMÜP-Studie 1979-1988 bei 1,1 % der Patienten als therapierelevante „unerwünschte Arzneimittelwirkung (UAW) mit Absetzfolge" eingeschätzt. Im Vergleich dazu wurde sie bei 0,2 % Haloperidol-behandelter Patienten und 0,5 % Perazin-behandelter Patienten (Schmidt 1992) beobachtet. Kardiorespiratorische Komplikationen (wie beispielsweise Atemstillstand, Lungenembolie, plötzlicher Herztod) wurden im Rahmen dieser Untersuchung bei 0,72-0,82 % von 1100 Clozapin-therapierten Patienten berichtet.

Für die Kombinationstherapie von Clozapin mit Benzodiazepinen wurde von Grohmann et al. (1989) ein relatives Risiko für das Auftreten einer kardiorespiratorischen Dysregulation von 2,1 % beschrieben. In der AMÜP-Studie wurden 189 Patienten mit dieser Kombination untersucht. Bei 3 von 4 dieser Patienten kam es zu einem schweren Blutdruckabfall, Atemdepression und Bewußtlosigkeit, im vierten Fall wurde ein Kreislaufkollaps und Bewußtlosigkeit beschrieben. Alle 4 Patienten hatten Benzodiazepine vor oder zusammen mit Clozapin erhalten, so daß eine potentiell synergistische, pharmakologische Interaktion zwischen Clozapin und Benzodiazepinen diskutiert wird. Weitere Kasuistiken referieren in einem Fall eine ausgeprägte Sedierung und Ataxie kurz nach Zugabe einer Einzeldosis von Lorazepam 2 mg i. m. am 11. Tag einer neu begonnenen Clozapintherapie (100 mg/die). Ein zweiter Patient erhielt am 19. Tag einer Clozapintherapie (100 mg/die) 3 x 1 mg Lorazepam p. o. in 24 h zusätzlich zu Haloperidol 5 mg und Benzotropin 2 mg/die. Am folgenden Tag trat eine ausgeprägte Lethargie und Ataxie auf, die nach Absetzen aller Medikamente prompt remittierte (Cobb et al. 1991). Unter Berücksichtigung der weltweit relativ häufig geübten, klinischen Praxis, Clozapin mit Benzodiazepinen zu kombinieren, scheint das Risiko für derartige Komplikationen aber insgesamt gering.

Klinisch sinnvoll kann eine derartige Kombination bei dem Auftreten von Unruhe und Angst sein. Nach den neuesten amerikanischen Untersuchungen treten kardiorespiratorische Störungen bei einem von 3000 mit Leponex behandelten Patienten (unter Mono- als auch Kombinationstherapie) auf (s. amerikanische Basisinformationen, Stand Juni 1993).

Zusammenfassung

Diese aufgeführten Befunde zeigen, daß unter strikter Einhaltung der kontrollierten Anwendungsbedingungen das Risiko für die Entwicklung schwerwiegender Komplikationen unter einer Clozapintherapie deutlich reduziert, aber nicht völlig eliminiert, werden kann.

Literatur

Anderson ES, Powers PS (1991) Neuroleptic malignant syndrome associated with clozapine use. J Clin Psychiatry 52:102-104

Barnas C, Zwierzina H, Hummer M, Sperner-Unterweger B, Stern A, Fleischhacker W (1992) Granulocyte-macrophage colony-stimulating factor (GM-CSF) treatment of clozapine-induced agranulocytosis – a case report. J Clin Psychiatry 53:245-247

Cobb CD, Anderson CB, Seidel DR (1991) Posssible interaction between clozapine and lorazepam. Am J Psychiatry 148:1606-1607

Daly J, Goldberg RJ, Braman SS (1992) Polyserositis associated with clozapine treatment. Am J Pychiatry 149:1274-1275

DasGupta K, Young A (1991) Clozapine-induced neuroleptic malignant syndrome. J Clin Psychiatry 52:105-107

Devinsky O, Honigfeld G, Patin J (1991) Clozapine-related seizures. Neurology 41:369-371

Dorta G, Siebenmann R, Fröhli P, Freytag P, Koelz HR (1989) Clozapin-induzierter cholestatischer Ikterus: Ein Fallbericht. Z Gastroenterol 27:388-390

Fischer V, Haar J, Greiner L, Lloyd R, Mason R (1991) Possible role of free radical formation in clozapine (Clozaril^R/Leponex^R) – induced agranulocytosis. Molecular Pharmacology 40:846-853

Frankenburg FR, Kando J (1992) Eosinophilia, clozapine, and pancreatitis. Lancet 340:251

Goates MG, Exobar JI (1992) An apparent neuroleptic malignant syndrome without extrapyramidal symptoms upon initiation of clozapine therapy: report of a case and results of a clozapine rechallenge. J Clin Psychopharmacol 12:139-140

Grohmann R, Rüther E, Sassim N, Schmid L (1989) Adverse effects of clozapine. Psychopharmacology 99:101-104

Günther W, Baghai T, Naber D, Spatz R, Hippius H (1993) EEG alterations and seizures during treatment with clozapine. Pharmacopsychiat 26:69-74

Haller E, Binder R (1990) Clozapine and seizures. Am J Psychiatry 147:1069-1071

Hummer M, Kurz M, Barnas C, Fleischhacker W (1992) Transient neutropenia induced by clozapine. Psychopharmacology Bulletin 28:287-290

Iserman H, Haupt R (1976) Auffällige EEG-Veränderungen unter Clozapinbehandlung bei paranoid-halluzinatorischen Psychosen. Nervenarzt 47:268

Kane J, Honigfeld G, Singer J, Meltzer H (1988) Clozapine for the treatment-resistant schizophrenic. Arch Gen Psychiatry 45:789-796

Karper LP, Salloway SP, Seibyl JP, Krystal JH (1992) Prolonged postictal encephalopathy in two patients with clozapine-induced seizures. J Neuropsychiatry Clin Neurosci 4:454-457

Klimke A, Klieser E (1990) Das atypische Neuroleptikum Clozapin. Fundamenta Psychiatrica 4:160-202

Levenson JL (1985) Neuroleptic malignant syndrome. Am J Psychiatry 142:1137-1145

Levinson DF, Simpson GM (1986) Neuroleptic-induced extrapyramidal symptoms with fever. Arch Gen Psychiatry 43:839-848

Lieberman J, Yunis J, Egea E et al. (1990) HLA-B38, DR4, DQw3 and clozapine-induced agranulocytosis in Jewish patients with schizophrenia. Arch Gen Psychiatry 47:945-948

Lieberman A, Alvir M (1992) A report of clozapine (Clozaril^R/Leponex^R) – induced agranulocytosis in the United States. Incidence and risk factors. Drug Safety 7 (Suppl 1):1-2

Lindström LH (1988) The effect of long-term treatment with clozapine in schizophrenia: A retrospective study in 96 patients treated with clozapine for up to 13 years. Acta Psychiatr Scand 77:524-429

Linkkonen J, Koponen HJ, Nousiainen U (1992) Clinical picture and long-term course of epileptic seizures that occur during clozapine treatment. Psychiatry Research 44:107-112

Logothetis J (1967) Spontaneous epileptic seizures and electroencephalographic changes in the course of phenothiazine therapy. Neurology 17:869-877

Martin A (1992) Acute pancreatitis associated with clozapine use. Am J Psychiatry 149:714

Miller DD, Sharafuddin MJA, Kathol RG (1991) A case of clozapine-induced neuroleptic malignant syndrome. J Clin Psychiatry 52:99-101

Müller T, Becker T, Fritze J (1988) Neuroleptic malignant syndrome after clozapine plus carbamazepine. Lancet 2:1500

Naber D, Holzbach R, Perro C, Hippius H (1992) Clinical management of clozapine patients in relation to efficacy and side-effects. Br J Psychiatry 160 (Suppl 17):54-59

Nopoulos P, Flaum M, Miller DD (1990) Atypical neuroleptic malignant syndrome (NMS) with an atypical neuroleptic. Clozapine-induced NMS without rigidity. Ann Clin Psychiatry 2:251-253

Pfister G, Hanson D, Roerig J, Landbloom R, Popkin M (1992) Clozapine-induced agranulocytosis in a native american: HLA typing and further support for an immunemediated mechanism. J Clin Psychiatry 53:242-244

Pietzcker A (1988) Das maligne neuroleptische Syndrom. Nervenarzt 59:691-700

Pope HG, Cole JO, Choras PT, Fulwiler CE (1986a) Apparent neuroleptic malignant syndrome with clozapine and lithium. J Nerv Ment Dis 174:493-495

Pope HG, Keck PE, McElroy SL (1986b) Frequency and presentation of neuroleptic malignant syndrome in a large psychiatric hospital. Am J Psychiatry 143:1227-1233

Povlsen UJ, Noring U, Fog R, Gerlach J (1985) Tolerability and therapeutic effect of clozapine. A retrospective investigation of 216 patients treated with clozapine for up to 12 years. Acta Psychiatr Scand 71:176-185

Rosen SI, Hanno PM (1992) Clozapine-induced priapism. J Urol 148:867-877

Schmidt G, Börsch G, Müller KM, Ricken D (1987) Clozapin-induzierter cholestatischer Leberschaden. DMW 112:844-846

Schmidt LG (1992) Unerwünschte Wirkungen von Clozapin (Leponex[R]). Ergebnisse der AMÜP-Studie 1979-1988. In: Naber D, Müller-Spahn F (Hrsg) Clozapin. Pharmakologie und Klinik eines atypischen Neuroleptikums, eine kritische Bestandsaufnahme. Schattauer, Stuttgart New York, S 127-133

Seftel AD, Saenz de Tejada J, Szetela B, Cole J, Goldstein J (1992) Clozapine-associated priapism: a case report. J Urol 147:146-148

Shah SN, Kendall F, Noyelle R, Veys P, Hoffbrand A, Krupp P (1993) Clozapine (Clozaril[R]) induced haematological abnormalities: the UK experience (eingereicht bei Lancet)

Spatz R, Lorenzi E, Kugler J, Rüther E (1978) Häufigkeit und Form von EEG-Anomalien bei Clozapintherapie. Arzneimittelforsch/Drug Res 28:1499-1500

Stoppe G, Müller P, Fuchs T, Rüther E (1992) Life-threatening allergic reactions to clozapine. Br J Psychiatry 161:259-261

Vetter P, Proppe D, Hoppe-Seyler S (1991) Neuroleptisches malignes Syndrom (NMS) unter Clozapinmonotherapie und benigne Hyperthermie bei abklingendem NMS unter Clozapin. Nervenarzt 62:55-57

Wahlländer B (1992) Leukopenie und Agranulozytose. In: Naber D, Müller-Spahn F (Hrsg) Clozapin. Pharmakologie und Klinik eines atypischen Neuroleptikums, eine kritische Bestandsaufnahme. Schattauer, Stuttgart New York, S 147-153

Wilson WH, Claussen AM (1993) Clozapine induced seizures in a clinical population. Biol Psychiatry 33:127A

Indikation, Wirksamkeit und Verträglichkeit von Clozapin – Klinische Erfahrungen bei 1058 stationären Behandlungen

D. Naber und H. Hippius

Das einzigartige pharmakologische und klinische Profil von Clozapin ist in zahlreichen Untersuchungen beschrieben worden, an der antipsychotischen Wirkung bei nur diskreten motorischen Nebenwirkungen besteht kein Zweifel (s. Übersichten von Fitton u. Heel 1990; Baldessarini u. Frankenburg 1991; Saffermann et al. 1991). Nachdem in den letzten Jahren nicht nur in den USA, sondern auch in den meisten europäischen Ländern Clozapin zur Behandlung therapieresistenter schizophrener Patienten zugelassen ist, besteht international ein großes Interesse an den bisherigen Erfahrungen mit Clozapin. Für die Psychiatrische Universitätsklinik München sind die Daten zu Wirksamkeit und Verträglichkeit, retrospektiv erhoben, bereits mehrfach publiziert worden (Naber u. Hippius 1990; Naber et al. 1992), in die folgende Untersuchung wurden die Daten von 300 weiteren Patienten einbezogen.

Die methodischen Probleme von retrospektiven Untersuchungen, die auf der Auswertung von Krankengeschichten beruhen, sind bekannt und grenzen die Aussagekraft dieser Studien ein. Aber gerade bei den Patienten, die ein Präparat „in kontrollierter Anwendung" erhalten, ist davon auszugehen, daß z. B. zumindest mittelgradige bis schwerwiegende Nebenwirkungen dokumentiert werden. Dafür spricht, daß die hier berichtete Inzidenz von Clozapinnebenwirkungen sich von der einer intensiven Arzneimittelwirkungsstudie (Grohmann et al. 1989a) kaum unterscheidet. Naturalistische bzw. „Phase-IV"-Studien, die den klinischen Alltag abbilden, sind zumindest eine wertvolle Ergänzung zu kontrollierten Studien und leisten einen wichtigen Beitrag in der Erfassung und Bewertung von Nutzen und Risiken einer medikamentösen Therapie.

Methodik

Den Krankengeschichten aller Patienten, die im Zeitraum 1978-1992 innerhalb der Psychiatrischen Universitätsklinik München während der stationären Behandlung Clozapin erhielten (812 Patienten, 1058 Behandlungen), wurden folgende Variablen entnommen:

- Demographische Variablen
- Diagnose

– Dauer der Erkrankung
– Vorherige neuroleptische Behandlung
– Grund für Clozapinbehandlung
– Dosierung und Dauer der Clozapinbehandlung
– Begleitmedikation
– Neuroleptische Medikation bei Entlassung
– Wirksamkeit
– Nebenwirkungen (dazu wurden erhoben:)
  täglich: Puls, Blutdruck, Temperatur
  wöchentlich: Blutbild, Leberenzyme
  zwei-wöchentlich: EEK, EKG.

Die große Mehrheit der 812 Patienten (77 %) litt an einer Schizophrenie, die anderen Diagnosen bzw. Indikationen sind auf Tabelle 1 aufgeführt. Das Durchschnittsalter der 629 schizophrenen Patienten (343 Männer, 286 Frauen) war 34 ± 12 Jahre, die Dauer der Erkrankung betrug 7 ± 7 Jahre. Zuvor waren die Patienten bereits durchschnittlich viermal in stationärer Behandlung und mit 4 ± 2 (1-12) typischen Neuroleptika behandelt worden. Während der Indexbehandlung (Dauer 91 ± 57 Tage) waren die Patienten zuvor über 34 ± 36 Tage mit einem typischen Neuroleptikum behandelt worden, bevor Clozapin verabreicht wurde. Die Indikationen für die Clozapinbehandlung waren bei 46 % Therapieresistenz, bei 52 % schwerwiegende, überwiegend motorische Nebenwirkungen und bei 2 % Spätdyskinesie.

Außerdem wurden die Krankengeschichten vom 82 schizophrenen Patienten in ambulanter Therapie ausgewertet, um Wirkung und Verträglichkeit einer Langzeitbehandlung mit Clozapin zu beurteilen. Die Behandlung mit dem atypischen Neuroleptikum begann während der stationären Therapie, wurde dann über 2 ± 4 (1-8) Jahre weitergeführt.

Tabelle 1. Diagnosen bzw. Indikationen von stationär mit Clozapin behandelten Patienten (Gesamtgruppe n = 812)

Schizophrenie	
Hebephrenie	n= 88
Katatonie	n= 65
paranoider Subtyp	n=234
Chron./Residualtyp	n=113
Schizoaffektive Psychose	n=129
Endogene Depression	n= 60
Manie	n= 23
Organische Psychosen	n= 21
Paranoia	n= 20
Bewegungsstörung	n= 19
Schlafstörungen	n= 14
Spätdyskinesie	n= 13
Andere	n= 13

Ergebnisse

Dauer der Therapie und Dosierung: Clozapin wurde über 48 ± 39 Tage verabreicht, die tägliche Dosis betrug 194 ± 132 mg während der stationären Therapie und 218 ± 162 mg bei Entlassung; die maximale Dosis war 294 ± 193 mg. Zehn Prozent der Patienten erhielten eine Dosis von <75 mg, 20 % von <100 mg Clozapin. Im oberen Bereich wurden 10 % mit >600 mg behandelt und 20 % mit >450 mg Clozapin. Zwischen den diagnostischen Untergruppen der schizophrenen Patienten bestand in Bezug auf Dosierung und Dauer der Therapie kein signifikanter Unterschied.

Bei fast allen Patienten wurde die Clozapinbehandlung schon begonnen, als der Patient noch klassische Neuroleptika erhielt. Während die Clozapindosierung allmählich erhöht wurde, wurde das typische Neuroleptikum parallel dazu reduziert und nach 1–2 Wochen abgesetzt. Bei guter Verträglichkeit wurde die Clozapindosis zumeist in folgenden Schritten erhöht: 12,5 mg am 1. Tag, auf 25–50 mg am 2.–4. Tag, auf 50–100 mg am 5.–7. Tag, auf 100–200 mg am 8.–14. Tag, auf 200–400 mg am 15.–21. Tag und auf 400–600 mg am 22.–28. Tag.

Wirksamkeit: Die Wirksamkeit der Clozapinbehandlung ist für die diagnostischen Untergruppen schizophrener Patienten auf Tabelle 2 dargestellt. Zumindest eine deutliche Besserung wurde bei 45-66 % der Patienten beobachtet. Das Abklingen der schizophrenen positiven Symptome war am deutlichsten und wurde bei 90 % der produktiv-psychotischen Patienten beobachtet. Auch die schizophrene Minussymptomatik besserte sich bei 45 % der zumeist hebephrenen oder chronischen Patienten. Abgesehen von der diagnostischen Untergruppe (die schizoaffektiven Patienten zeigten die deutlichste und die hebephrenen Patienten die geringste Besserung), korrelierte die Wirksamkeit nicht mit irgendeiner klinischen Variablen.

Tabelle 2. Wirksamkeit der Clozapinbehandlung bei Subgruppen schizophrener Patienten (%)

Veränderung der Psychopathologie	Gesamt Gruppe (n=629)	Hebe- phrenie (n=88)	Kata- tonie (n=65)	Paran.- Halluz. (n=234)	Chro- nisch (n=113)	Schizo- affektiv (n=129)
Verschlechterung oder keine Veränderung	11.0	20	11	10	10	9
Leichte Verbesserung	31.5	34	28	34	40	24
Deutliche Verbesserung	53.0	44	59	52	50	56
Nahezu vollständiges Abklingen der Symptome	4.5	1	3	4	0	10

Nebenwirkungen: Neunundsechzig Prozent der Patienten zeigten kurzfristig zumindest eine ausgeprägte Nebenwirkung, am häufigsten wurden EEG-Veränderungen, Müdigkeit, Anstieg der Leberenzyme und orthostatische Hypotension beobachtet (s. Tabelle 3). Die meisten Nebenwirkungen waren nur kurz andauernd und ohne Konsequenz, ein verzögerter Anstieg der Clozapindosis oder eine Reduktion der Dosis war bei 12,9 % der Patienten erforderlich. Schwerwiegende Nebenwirkungen, die zum Abbruch der Clozapinbehandlung führten, wurden bei 8,6 % der Patienten beobachtet. Die Clozapindosis korrelierte signifikant mit den folgenden drei Nebenwirkungen: EEG-Veränderungen (r=0,283, p<0,0005), Tachykardie (r=0,239, p<0,001) und Hypersalivation (r=0,231, p<0,001).

Drei Patienten zeigten eine kurzandauernde diskrete Leukopenie mit 2.600–3.400 Leukozyten/mm^3, bei drei weiteren betrug die Leukozytenzahl 3.500–3.600/mm^3. Bei jedem dieser 6 Patienten stieg nach Absetzen von Clozapin die Leukozytenzahl wieder auf Normalwerte an, eine Agranulozytose trat nicht auf.

Akathisie und Tremor wurden bei 23 Patienten beobachtet. Ein klassisches Neuroleptikum war bei diesen Patienten entweder noch Teil der aktuellen neuroleptischen Behandlung oder aber erst 1-2 Wochen zuvor abgesetzt worden. Unter Monotherapie mit Clozapin zeigten 7 Patienten die extrapyramidal-motorischen Symptome für weitere 2-3 Wochen. Keine weiteren motorischen Nebenwirkungen traten unter Clozapinmonotherapie auf.

Tabelle 3. Häufigkeit der Nebenwirkungen von Clozapin bei Patienten in stationärer Therapie (%, n=812)

Schweregrad	0	1	2	3	1-3
EEG-Veränderungen	66.0	27.3	6.6	0.4	34.0
Müdigkeit	73.6	12.3	12.8	1.2	26.4
Anstieg von Leberenzymen	79.3	15.3	4.5	0.9	20.7
Orthostatische Hypotension	83.6	10.6	4.6	1.2	16.4
Leukozytose	85.9	11.1	3.0	–	14.1
Gewichtszunahme	87.7	6.7	3.8	1.8	12.3
EKG-Veränderungen	90.1	5.4	2.7	2.0	9.9
Fieber	91.1	5.0	3.0	0.9	8.9
Hypersalivation	92.2	2.3	4.5	1.0	7.8
Obstipation/Ileus	92.7	5.4	1.8	0.1	7.3
Übelkeit/Erbrechen	93.2	4.7	1.7	0.3	6.8
Delirante Zustände	95.6	0.9	2.6	0.9	4.4
Dermatologische	98.8	0.4	0.8	–	1.2
Leukopenie	99.4	–	–	0.6	0.6
Krampfanfälle	99.7	–	–	0.3	0.3

0 = keine Nebenwirkung;
1 = gering (meistens keine Konsequenz, gelegentlich keine weitere oder verzögerte Erhöhung der Clozapindosis);
2 = deutlich (Reduktion der Clozapindosis);
3 = schwerwiegend (Absetzen von Clozapin)

Von den 86 Patienten, bei denen schwerwiegende Nebenwirkungen zum Abbruch der Clozapinbehandlung führten, erfolgte bei 54 Patienten 1-2 Wochen nach Absetzen der Behandlung ein zweiter Behandlungsversuch mit Clozapin. Diese Patienten reagierten auf die klassischen Neuroleptika zuvor extrem negativ und zeigten überwiegend Nebenwirkungen wie Sedierung, Hypotension oder delirante Zustände, die auf die anticholinerge Wirkung von Clozapin zurückzuführen sind. Bei der zweiten Behandlung mit Clozapin wurde die Dosis in sehr viel längeren Intervallen als zuvor erhöht (ca. in 21 Tagen auf 150-200 mg). Das führte dazu, daß 45 Patienten eine Dosis von 225 ± 165 mg ohne schwerwiegende Nebenwirkungen vertrugen, nur bei 9 Patienten mußte die Behandlung erneut abgebrochen werden.

Die häufigsten Gründe für ein Absetzen der Clozapinbehandlung waren schwerwiegende Nebenwirkungen oder ungenügende Wirksamkeit. Nur 4,4 % (überwiegend hebephrene Patienten) verweigerten während der stationären Therapie bzw. vor der Entlassung eine weitere Clozapinbehandlung, fast immer wegen der wöchentlichen Blutkontrollen (s. Tabelle 4).

Neuroleptische Medikation bei Entlassung: Eine aussagekräftige Variable, für die Wirksamkeit und Verträglichkeit der Behandlung integrativ beurteilt werden, ist die neuroleptische Medikation bei der Entlassung. Clozapin wurde nur bei 11–28 % der schizophrenen Patienten durch ein klassisches Neuroleptikum ersetzt, bei 49–65 % bestand die neuroleptische Medikation allein aus Clozapin (s. Tabelle 5).

Tabelle 4. Gründe für das Absetzen von Clozapin während stationärer Therapie (1058 Behandlungen)

Schwerwiegende Nebenwirkungen	8.6 %
Unzureichende Wirkung	6.2 %
Nicht ausreichende Compliance	4.3 %
Neuroleptische Behandlung nicht mehr indiziert	1.5 %
Weigerung des niedergelassenen Psychiaters	1.0 %
	21.6 %

Tabelle 5. Neuroleptische Medikation schizophrener Patienten bei Entlassung aus stationärer Therapie (%, n=629)

	Gesamt Gruppe	Hebe- phrenie	Kata- tonie	Paran.- Halluz.	Chro- nisch	Schizo- affektiv
Nur Clozapin	59.9	51	68	56	66	62
Clozapin und andere NL	20.3	20	10	29	23	16
Nur andere Neuroleptika	19.8	29	22	16	11	22

Wirksamkeit und Nebenwirkungen bei ambulanter Therapie: Die ambulanten Patienten erhielten eine Dosis von 190 ± 105 mg Clozapin. Innerhalb von durchschnittlich 2 Jahren nahmen 87 % der Patienten das atypische Neuroleptikum regelmäßig ein (bei einer nach klinischen Variablen wie Psychopathologie, Krankheitsdauer etc. parallelisierten Kontrollgruppe unter typischen Neuroleptika waren es 47 %), andere Gründe für den Abbruch der Clozapinbehandlung neben der Non-Compliance waren ungenügende Wirkung bei 10 % und schwerwiegende Nebenwirkungen bei 7 %. Das Nebenwirkungsprofil war ähnlich wie bei den stationären Patienten, eine Gewichtszunahme aber wurde bei 23 % bzw. deutlich häufiger als bei stationären Patienten beobachtet und war zusammen mit der Sedierung bei den ambulanten Patienten der häufigste Grund für eine Reduktion der Clozapindosis. Zwei Patienten zeigten eine Leukopenie von 2.200 bzw. 2.700 Leukozyten/mm^3, beide Patienten erholten sich nach Absetzen des Clozapins schnell. Die Häufigkeit eines psychotischen Rückfalls bzw. einer deswegen notwendigen stationären Terrain und ihre Dauer reduzierten sich signifikant unter Behandlung mit Clozapin: Mittels der Spiegelmethode wurden die Zeiträume zwei Jahre unter Clozapinbehandlung mit den zwei Jahren zuvor verglichen: Die Rehospitalisierung veränderte sich von 1,1 ± 1,3 auf 0,6 ± 1,0 (t=4.31, p <0.01) und die Dauer der stationären Therapie von 87 ± 96 Tagen auf 42 ± 47 Tage (t=4.87, p <0.02).

Wirksamkeit und Nebenwirkungen bei nichtschizophrenen Patienten: Außer psychotischen Patienten, die an einem Morbus Parkinson litten und häufig Clozapin als Mittel erster Wahl erhielten, wurde bei den anderen nichtschizophrenen Patienten (Diagnosen und Indikationen s. Tabelle 1), bei denen eine neuroleptische Therapie indiziert war, zuvor ein Therapieversuch mit ein bis drei klassischen Neuroleptika durchgeführt. Die Wirksamkeit von Clozapin war bei 55-72 % der Patienten mit organischen Psychosen, Manie oder wahnhafter Depression befriedigend, aber nur zu 35-42 % bei den Patienten, die an einer Paranoia, Spätdyskinesie oder anderen Bewegungsstörungen litten (z. B. Chorea Huntington, Torticollis spasmodicus). Nur die Patienten mit einer organischen Psychose unterschieden sich in der deutlich höheren Nebenwirkungshäufigkeit von den schizophrenen Patienten, bei den anderen diagnostischen Gruppen zeigte sich im Nebenwirkungsprofil gegenüber den schizophrenen Patienten kein Unterschied.

Clozapin kombiniert mit anderen Psychopharmaka: Wenn die Verträglichkeit von Clozapin aufgrund von z. B. EEG-Veränderungen, Müdigkeit, Hypotension oder Hypersalivation eingeschränkt war, wurde das atypische Neuroleptikum mit klassischen Neuroleptika (zumeist mit hoher neuroleptischer Potenz wie Flupentixol, Fluphenazin oder Haloperidol) kombiniert. Das zugrundeliegende Konzept ist, daß bei dem unterschiedlichen Nebenwirkungsprofil die antipsychotische Potenz ansteigt, ohne daß Häufigkeit oder Schweregrad der Nebenwirkungen zunehmen.
Verglichen wurde eine Clozapinmonotherapie mit einer Kombinationstherapie, wenn diese mindestens 7 Tage lang verabreicht wurde (die Kombination von Clozapin mit klassischen Neuroleptika im Rahmen der Umstellung auf Clozapin wurde hierfür nicht berücksichtigt). Im Vergleich der Clozapinmonotherapie

(n=524) mit der von Clozapin und klassischen Neuroleptika (n=308) zeigte sich eine erhöhte Häufung von deliranten Zuständen, EEG-Veränderungen und Hypersalivation. Die Kombination mit Lithium (n=116) oder mit Benzodiazepinen (n=87) zeigte keine signifikante Häufung von Nebenwirkungen, allein die Kombination von Clozapin mit Antidepressiva (n=124) zeigt gegenüber der Clozapinmonotherapie eine signifikant häufigere Zahl von deliranten Zuständen (p=0,004).

Diskussion

Die vorliegende Studie bestätigt die eigenen Untersuchungen an einer kleineren Patientenzahl (Naber et al. 1989; Naber u. Hippius 1990), wonach mehr als 50 % einer negativ selektierten Population schizophrener Patienten von der Behandlung mit dem atypischen Neuroleptikum Clozapin eine deutliche Besserung erfährt. Dieses Ergebnis stimmt überein mit retrospektiven Untersuchungen aus Skandinavien und einer offenen niederländischen Untersuchung, in denen 32-58 % der therapieresistenten schizophrenen Patienten eine klinisch relevante Besserung zeigten (Povlsen et al. 1985; Lindström 1988; Gerlach et al. 1989; Verhoeven et al. 1992). Die Verbesserung der schizophrenen Symptomatik beschränkt sich nicht auf die positiven Symtome, in den Studien und ganz besonders auch in den Untersuchungen von Claghorn et al. (1987) sowie von Kane et al. (1988) zeigte sich, daß z. B. der BPRS-Unterfaktor Anergie eine hochsignifikante Besserung zeigte. Nicht erhoben wurde in der vorliegenden Untersuchung die Häufigkeit von Zwangsmaßnahmen wie Fixierung oder Isolierung. Der Befund einer amerikanischen Untersuchung, daß „restraint" und „seclusion" unter Clozapin signifikant abnahmen (Mallya et al. 1992), deckt sich mit unser klinischen Erfahrung.

Im Vergleich der Nebenwirkungen von Clozapin und von typischen Neuroleptika sind das weitgehende Fehlen von motorischen Nebenwirkungen und das erhöhte Risiko einer Agranulozytose die wichtigsten Eigenschaften. In Bezug auf Frühdyskinesie, Dystonie, Parkinsonoid und Rigor besteht generelle Übereinstimmung, daß diese Symptome unter Clozapin nicht auftreten. Die Akathisie aber ist nach zwei amerikanischen Studien (Claghorn et al. 1987; Cohen et al. 1991) ähnlich häufig wie unter klassischen Neuroleptika. Diese Angabe stimmt aber nicht überein mit den Erfahrungen in München und in Skandinavien, wo eine Akathisie nur sehr selten berichtet wurde. Im Gegensatz zu Untersuchungen an überwiegend amerikanischen Patienten, in denen eine Agranulozytose bei 1-2 % beobachtet wurde (Krupp u. Barnes 1989), zeigt die vorliegende Untersuchung ebenso wie die meisten anderen europäischen Studien (Naber u. Hippis 1990), daß bei sorgfältiger hämatologischer Kontrolle das Risiko einer Clozapin-induzierten Leuponie oder Agranulozytose nicht höher ist als unter anderen trikzyklischen Neuroleptika (Grohmann et al. 1989b). Auch das Ergebnis, wonach bei 8,6 % der Patienten die Clozapinbehandlung wegen schwerwiegender Nebenwirkungen und bei insgesamt 18,5 % u. a. wegen Therapieinsuffizienz abgebrochen wurde, stimmt überein mit skandinavischen Berichten, in denen Nebenwirkungen oder eine unzureichende

Wirkung zum Absetzen von Clozapin bei 25 % (Povlsen et al. 1985) oder bei 36 % (Lindström 1988) führten.

Wegen der anticholinergen Wirkung und anderer pharmakologischer Besonderheiten des Clozapins sind Nebenwirkungen wie Hypersalivation, Sedation, Hypotension und Fieber unter Clozapin häufiger als unter klassischen Neuroleptika (Blum u. Mauruschat 1972; Kirkegaard et al. 1982; Bauer u. Gärtner 1983; Claghorn et al. 1987; Kane et al. 1988). Die Relevanz dieser Nebenwirkungen ist aber bei der Mehrzahl der Patienten begrenzt. Die Sedierung von Clozapin kann gelegentlich ein erwünschter Effekt sein, Fieber tritt in der zweiten Woche überwiegend nur kurzfristig auf und Nebenwirkungen wie schwerwiegende Hypotension oder delirante Zustände können, wie der zweite Behandlungsversuch mit Clozapin beim Großteil der Patienten zeigte, durch nur allmählichen Dosisanstieg weitgehend vermieden werden.

EEG-Veränderungen wurden in zahlreichen Untersuchungen berichtet (Iserman u. Haupt 1976; Koukkou et al. 1979; Fink et al. 1979; Günther et al. 1993). Diese Nebenwirkung, deren klinische Relevanz ein Abwägen von Nutzen und Risiko sowohl vom Clozapin wie auch vom klassischen Neuroleptika zuvor erfordert, führte bei den Patienten in München am häufigsten zu einer Reduktion der Clozapindosis, was wiederum zur Folge hatte, daß die Inzidenz von Krampfanfällen mit 0,3 % sehr viel niedriger ist als in anderen Untersuchungen. Eine Übersicht an 1418 Patienten unter Clozapinbehandlung (Devinsky et al. 1991) und zahlreiche Einzelfallberichte (Haller u. Binder 1990; Gouzoulis et al. 1991; Baker u. Conley 1991) deuten an, daß die Krampfanfälle unter Clozapindosis abhängig sind. Diese Vermutung wird auch durch die skandinavischen Studien unterstützt, in denen hohe Clozapindosen mit einer erhöhten Inzidenz assoziiert werden: 1,5 % bei einer Dosis von 317 mg (Povlsen et al. 1985) und 4 % bei 470 mg (Lindström 1988).

Wie andere Neuroleptika auch ist Clozapin nicht nur bei schizophrenen Patienten wirksam. Bei zahlreichen Diagnosen bzw. Indikationen wie wahnhafter Depression, Manie, organischen Psychosen oder Bewegungsstörungen zeigt Clozapin zumindest bei einer Mehrheit dieser Patienten eine deutliche Wirkung. Diese Beobachtungen stimmen überein mit zahlreichen Einzelfallberichten und einer offenen amerikanischen Untersuchung (McElroy et al. 1991) und sollten dazu veranlassen, die sehr restriktive Indikation einer Therapieresistenz schizophrener Patienten zu erweitern bzw. durch kontrollierte Studien zu überprüfen. Gerade angesichts des Risikos einer Spätdyskinesie, die unter klassischen Neuroleptika bei 10-20 % und unter Clozapin nicht oder nur extrem selten auftritt, ist zu fragen, ob es gerechtfertigt ist, die Clozapintherapie auf eine geringe Zahl von Patienten zu beschränken.

Clozapin wird oft in Kombination mit konventionellen Neuroleptika, Antidepressiva, Benzodiazepinen oder Lithium verabreicht (Povlsen et al. 1985; Lindström 1988; Gerlach et al. 1989). Die erhöhte Inzidenz von drei Nebenwirkungen, die unter der Kombination mit Clozapin mit klassischen Neuroleptika beobachtet wurde, ist sehr wahrscheinlich ein Selektionsartefakt. Nur die Patienten, die eine übliche Dosis von Clozapin nicht vertrugen, erhielten zusätzlich auch klassische Neuroleptika. Neben einem Bericht über 2 Patienten mit orthostatischem Kollaps unter der Kombination von Clozapin und Benzodiazepinen (Sassim u. Grohmann

1988) gibt es keinen Hinweis auf ein erhöhtes Risiko bei der Kombination von Clozapin mit Benzodiazepinen oder anderen Psychopharmaka. Außer der erhöhten Inzindenz von deliranten Zuständen bei der Kombination von Clozapin und Antidepressiva, aufgrund der Addition anticholinerger Wirkung nicht überraschend, zeigt die vorliegende Untersuchung kein klinisch relevantes Risiko einer Nebenwirkung. Trotzdem sollte eine Kombinationstherapie mit Clozapin nur bei strenger Indikationsstellung und möglichst niedriger Dosierung erwogen werden.

Einer der klinisch wichtigsten Unterschiede zwischen Clozapin und klassischen Neuroleptika ist wahrscheinlich die subjektive Wirkung. Eine eigene Untersuchung zeigte, daß trotz negativer Selektion Patienten unter Clozapin sich in ihrer Befindlichkeit deutlich besser einschätzten als unter klassischen Neuroleptika (Naber et al. 1992). Daraus resultiert eine bessere Compliance, bzw. daß die neuroleptische Langzeittherapie weniger selten abgebrochen wird. Das wiederum hat eine deutlich geringere Exazerbation mit Rehospitalisierung zur Folge und schließlich die Konsequenz, daß die Patienten fähig sind, regelmäßig und langfristig auch an einer psychosozialen Therapie teilzunehmen.

Zusammenfassung

Die Krankengeschichten von 812 Patienten, die von 1978-1992 der Psychiatrischen Universitätsklinik München während stationärer Behandlung Clozapin erhielten, wurden ausgewertet. Von den 629 schizophrenen Patienten zeigten 11 % eine Verschlechterung oder keine Veränderung, 32 % eine leichte, 53 % eine deutliche Verbesserung und 5 % ein nahezu vollständiges Abklingen der Symptomatik unter 194 ± 132 mg Clozapin. Auch 65 % der Patienten mit Diagnosen wie endogene Depression, Manie oder organische Psychose zeigten eine klinisch relevante Besserung. Unter mindestens einer ausgeprägten Nebenwirkung litten 69 %, am häufigsten wurden EEG-Veränderungen, Müdigkeit, Anstieg der Leberenzyme und orthostatische Hypotension beobachtet. Bei reduzierter Verträglichkeit bewirkte ein verlangsamter Dosisanstieg eine deutliche Reduktion unerwünschter Wirkungen. Schwerwiegende Nebenwirkungen führten bei 8,6 % der Patienten zum Abbruch der Clozapinbehandlung, eine Agranulozytose trat nicht auf. Die Kombination von Clozapin mit klassischen Neuroleptika, Antidepressiva, Benzodiazepinen oder Lithium ist nur vereinzelt mit einem erhöhten Risiko von Nebenwirkungen verbunden. Zweiundachtzig ambulante Patienten waren über 2 Jahre zu 87 % compliant und während dieser Zeit signifikant seltener in erneuter stationäre Therapie als zuvor unter klassischen Neuroleptika.

Literatur

Baker RW, Conley RR (1991) Seizure during clozapine therapy, Am J Psychiatry, 148:1265-1266

Baldessarini RJ, Frankenburg FR (1991) Clozapine. A novel antipsychotic agent. N Engl J Med 324:746-754

Bauer D, Gaertner HJ (1983) Wirkungen der Neuroleptika auf die Leberfunktion, das blutbildende System, den Blutdruck und die Temperaturregulation. Pharmacopsychiatry 16:23-29

Blum A, Mauruschat W (1972) Temperaturanstiege und Bluteiweißveränderungen unter der Therapie mit Neuroleptika – unter besonderer Berücksichtigung des neuartigen Dibenzodiazepin-Derivates Clozapin. Pharmacopsychiatry 5:155-169

Claghorn J, Honigfeld G, Abuzzahab FS, Wang R, Steinbook R, Tuason V, Klerman G (1987) The risk and benefits of clozapine versus chlorpromazine. J Clin Psychopharmacology 7:377-384

Cohen BM, Keck PE, Satlin A, Cole JO (1991) Prevalence and severity of akathisia in patients on Clozapine. Biol Psychiatry 29:1215-1219

Devinsky O, Honigfeld G, Patin J (1991) Clozapine-related seizures. Neurology 41:369-371

Fink M, Irwin P, Weinhold P (1979) EEG profile studies of clozapine in volunteers and psychiatric patients. Pharmacopsychiatry 12:184-190

Fitton A, Heel RC (1990) Clozapine. A review of its pharmacological properties, and therapeutic use in schizophrenia. Drugs 40:722-747

Gerlach J, Jorgensen EO, Peacock L (1989) Long-term experience with clozapine in Denmark: research and clinical practice. Psychopharmacology 99:592-596

Gouzoulis E, Grunze H, von Bardeleben U (1991) Myoclonic epileptic seizures during clozapine treatment: a report of three cases. Eur Arch Psych Clin Neurosci 240:370-372

Grohmann R, Rüther E, Sassim N, Hippius H (1989a) Adverse effects of clozapine. Psychopharmacology 99 (Suppl), S 101-104

Grohmann R, Schmidt LG, Spieß-Kiefer C, Hippius H (1989b) Agranulocytosis and significant leucopenia with neuroleptic drugs: Results from the AMÜP program. Psychopharmacology 99 (Suppl):S 109-112

Günther W, Baghai T, Naber D, Spatz R, Hippius H (1993) EEG alterations and seizures during treatment with vlozapine. A retrospective study in 283 patients. Pharmacopsychiatry 26:69-74

Haller E, Binder RL (1990) Clozapine and seizures. Am J Psychiatry 147:1069-1071

Iserman H, Haupt R (1976) Auffällige EEG-Veränderungen unter Clozapin-Behandlung bei paranoid-halluzinatorischen Psychosen. Nervenarzt 47:268-270

Kane J, Honigfeld G, Singer J, Meltzer H (1988) Clozapine for the treatment-resistant schizophrenic. A double-blind comparison with chlorpromazine. Arch of Gen Psychiatry 45:789-796

Kirkegaard A, Hammershoj E, Ostergard P (1982) Evaluation of side effects due to clozapine in long-term treatment of psychosis. Arzneimittelforsch/Drug Research 32:465-468

Koukkou M, Angst J, Zimmer D (1979) Paroxysmal EEG activity and psychopathology during the treatment with clozapine. Pharmacopsychiatry 12:173-183

Krupp P, Barnes P (1989) Leponex-associated granulocytopenia: a review of the situation. Psychopharmacology 99 (Suppl):S 118-121

Lindström LH (1988) The effect of long-term treatment with clozapine in schizophrenia: A retrospective study in 96 patients treated with clozapine for up to 13 years. Acta Psychiatr Scand 77:524-529

Mallya AR, Roos PD, Roebuck-Colgan K (1992) Restraint, seclusion and clozapine. J Clin Psychiatry 53:395-397

McElroy SL, Dessain EC, Pope HG, Cole JO, Keck PE, Frankenberg FR, Aizley HG, O'Brien S (1991) Clozapine in the treatment of psychotic mood disorders, schizoaffective disorder, and schizophrenia. J Clin Psychiatry 52:411-414

Naber D, Hippius H (1990) The European experience with use of clozapine. Hosp Commun Psychiatry 41:886-890

Naber D, Leppig M, Grohmann R, Hippius H (1989) Efficacy and adverse effects of clozapine in the treatment of schizophrenia and tardive dyskinesia – A retrospective study of 387 patients. Psychopharmacology 99 (Supl):S 73-76

Naber D, Hackl C, Marzelli B, Modell S, Boerner R, Koch HJ (1992) Zur subjektiven Wirkung von Clozapin im Vergleich zu typischen Neuroleptika. In: Naber D, Müller-Spahn F (Hrsg) Clozapin. Pharmakologische und Klinik eines atypischen Neuroleptikums. Eine kritische Bestandsaufnahme. Schattauer, Stuttgart, S 171-177

Perry PJ, Miller DD, Arndt SV, Cadoret RJ (1991) Clozapine and norclozapine plasma concentrations and clinical response of treatment-refractory schizophrenic patients. Am J Psychiatry 148:231-235

Povlsen UJ, Noring U, Fog R, Gerlach J (1985) Tolerability and therapeutic effect of clozapine. A retrospective investigation of 216 patients treated with clozapine for up to 12 years. Acta Psychiatr Scand 71:176-185

Safferman A, Lieberman JA, Kane JM, Szymanski S, Kinon B (1991) Update on the clinical efficacy and side effects of clozapine. Schizophr Bull 17:247-261

Sassim N, Grohmann R (1988) Adverse drug reactions with clozapine and simultaneous application of benzodiazepines. Pharmacopsychiatry 21:306-307

Verhoeven WMA, Doesburg WH, Snoej R, Rutgers AJMP, van Dongen PHM (1992) Efficacy of clozapine in treatment-resistant psychosis and neuroleptic sensitivity: results of the Dutch open multicenter project. Eur Psychiatry 7:77-84

Zur ärztlichen Aufklärung
über medikamentöse Behandlungen
in der Psychiatrie

H.E. Klein und W. Weißauer

Patientenaufklärung ist ein Oberbegriff, der höchst unterschiedliche Informationspflichten umfaßt.

Medizinisch am wichtigsten ist die *therapeutische* oder auch *Sicherungsaufklärung*. Sie gibt dem Patienten Hinweise, wie er sich zu verhalten hat, um den Therapieerfolg nicht zu gefährden, auf welche Komplikationen er nach einer Behandlung zu achten hat und wie er sich zur Vermeidung spezifischer Gefahren verhalten muß (z. B. Beschränkung der aktiven Teilnahme am Straßenverkehr).

Ein zunehmend breiteres Spektrum umfassen die Informationspflichten über die *wirtschaftlichen Aspekte* einer Behandlung. Hierher gehört z. B. der Hinweis des Arztes, daß statt der vorgesehenen stationären Behandlung im konkreten Fall auch eine ambulante medizinisch ausreicht oder daß bei dem vom Patienten gewünschten Eingriff zweifelhaft ist, ob er von der Krankenversicherung bzw. der Beihilfestelle als medizinisch indiziert anerkannt wird, so daß der Patient zunächst eine Stellungnahme dazu einholen solle.

Aus forensicher Sicht hat die weitaus größte Bedeutung die Eingriffs- oder *Selbstbestimmungsaufklärung*. Auf sie allein soll im folgenden eingegangen werden.

Verfassungsrechtliche Grundlagen

Nach ständiger Rechtsprechung erfüllt jeder ärztliche Eingriff in die körperliche Integrität den objektiven Tatbestand der Körperverletzung. Auch der indizierte und lege artis durchgeführte Heileingriff bedarf zu seiner Rechtfertigung deshalb der Einwilligung des Patienten.

Rechtliche Grundlage des Einwilligungserfordernisses sind die Artikel 1 und 2 des Grundgesetzes, die den Schutz der körperlichen Integrität und des Grundgesetzes, die den Schutz der körperlichen Integrität und das Selbstbestimmungsrecht des Patienten gewährleisten.

Als Eingriff in die Körperintegrität ist auch die medikamentöse Behandlung zu werten.

Der willensfähige Patient kann seine Einwilligung selbst in eine vital indizierte, dringende Behandlung versagen. Dabei kommt es nicht darauf an, ob die Gründe rational nachvollziehbar sind (z. B. Verweigerung der Bluttransfusion durch die Zeugen Jehovas).

Die Willensfähigkeit des Patienten

Die Wirksamkeit der Einwilligung setzt die Willensfähigkeit es Patienten voraus.

Willensfähigkeit ist nicht identisch mit Geschäftsfähigkeit, die im Regelfall mit der Erreichung des 18. Lebensjahres erlangt wird. Willensfähig ist der Patient, der zu verstehen vermag, worum es bei der vom Arzt vorgeschlagenen Heilbehandlung geht und der imstande ist, seinen Willen nach dieser Erkenntnis zu bestimmen. Die Willensfähigkeit eines psychisch Kranken kann für eine einfache Wundversorgung eindeutig gegeben sein, während ihm die erforderliche Einsicht in die Notwendigkeit der Behandlung seiner psychischen Erkrankung ebenso eindeutig fehlen kann.

Nicht willensfähig ist der infolge eines Unfalls oder wegen Einnahme einer Überdosis Schlaftabletten Bewußtlose oder der wegen seiner psychischen Erkrankung nicht ansprechbare Stuporöse oder Katatone.

Die Willensfähigkeit wird von der Rechtsprechung bei Kindern unter 14 Jahren generell verneint, bei Minderjährigen zwischen 14 und 18 in Abhängigkeit von der psychosozialen Reife und der Art des Eingriffs bejaht.

Ist der Patient nicht willensfähig, so entscheiden an seiner Stelle die Personensorgeberechtigten, für Kinder also regelmäßig beide Eltern, wobei ein Elternteil den anderen vertreten kann. Für nicht willensfähige Volljährige entscheidet der vom Vormundschaftsgericht bestellte Betreuer, dessen Aufgabenbereich den gesamten Bereich der Heilbehandlung oder auch nur konkrete Untersuchungs- und Behandlungsmaßnahmen umfassen kann.

Die Bestellung eines Betreuers für psychisch Kranke bedeutet aber noch keineswegs, daß sie willensunfähig sein müßten. Ob der psychisch Kranke willensfähig ist und damit selbst entscheiden kann oder wegen Willensunfähigkeit die Entscheidung des Betreuers erforderlich wird, muß der behandelnde Arzt in eigener Verantwortung beurteilen, wobei er sich des Rates sachverständiger Kollegen bedienen kann.

In Eilfällen, in denen kein Betreuer mehr bestellt werden kann, entscheidet das Vormundschaftsgericht selbst über die Einwilligung in die Heilbehandlung (§1846 BGB). Ist die Behandlung so dringlich, daß weder die Entscheidung des Vormundschaftsgerichtes noch die eines von ihm bestellten Betreuers eingeholt werden kann, so entscheidet der Arzt nach dem mutmaßlichen Willen des Patienten. Die Angehörigen sollen dabei als Auskunftspersonen gehört werden; soweit sie nicht als Betreuer bestellt sind oder ihnen das Sorgerecht zusteht, können sie selbst keine rechtswirksame Einwilligung in die Behandlung erteilen.

Die Einwilligung des Betreuers in eine Untersuchung des Gesundheitszustandes, eine Heilbehandlung oder einen ärztlichen Eingriff bedarf nach §1904 der Genehmigung des Vormundschaftsgerichts, wenn die begründete Gefahr besteht, daß der nicht willensfähige Betreute aufgrund der Maßnahme stirbt oder einen schweren oder länger dauernden gesundheitlichen Schaden erleidet. Ohne diese Genehmigung darf die Maßnahme nur durchgeführt werden, wenn mit dem Aufschub Gefahr verbunden ist.

Ob bei der medikamentösen Behandlung eines psychisch Kranken die begründete Gefahr besteht, daß er einen schweren oder länger dauernden Gesundheitsschaden erleidet, kann nicht generell und abstrakt, sondern nur unter Berücksichtigung der Umstände des Einzelfalles beurteilt werden. Mit der Formulierung ,,begründete Gefahr" weist der Gesetzgeber darauf hin, daß nicht auf Nebenwirkungen abzustellen ist, die sich – atypisch – nahezu bei jeder Behandlung ergeben können. Eine begründete, durch konkrete Umstände und/oder statistische Erfahrungswerte begründete Gefahr schwerer Nebenwirkungen kann sich aus der Art der Behandlung sowie dem Gewicht und der Häufigkeit ihrer typischen Risiken und Nebenwirkungen ergeben, bei der medikamentösen Behandlung also insbesondere aus der Art und Dosierung der Medikamente, aber auch aus dem Allgemeinzustand des Patienten und aus risikoerhöhenden Faktoren, z. B. einer relativen Kontraindikation gegen das in Frage kommende Medikament.

Die Eingriffsaufklärung/Selbstbestimmungsaufklärung

Die Einwilligung des Patienten in den Heileingriff ist weiter nur dann wirksam, wenn er weiß, um was es bei dem Eingriff geht. Eine selbstbestimmte Entscheidung kann der Patient nur dann treffen, wenn er über die für ihn wesentlichen Umstände informiert ist. Dazu bedarf es im Regelfall der ärztlichen Aufklärung über die Erkrankung einschließlich der Sicherheit der Diagnose, die zu erwartenden Krankheitsfolgen, die vorgeschlagene Behandlung, ihre Notwendigkeit und Dringlichkeit sowie ihre Erfolgsaussichten, über ihre möglichen oder sicheren nachteiligen Folgen und ihre Risiken sowie über die ernsthaft in Betracht kommenden Behandlungsalternativen.

Die Eingriff- oder Selbstbestimmungsaufklärung soll es dem Patienten ermöglichen, die Indikationsstellung des Arztes, also die Abwägung der indizierenden gegen kontraindizierenden Faktoren, nachzuvollziehen.

Intensität der Aufklärung

Die Rechtsprechung stellt nicht etwa generell überhöhte Forderungen an die Intensität und den Umfang der Eingriffsaufklärung. Eine Aufklärung in großen Zügen läßt sie im allgemeinen genügen. Informationen über technische Details würden den Patienten verwirren; es geht darum, das für den Patienten Wesentliche aus der Überfülle der denkbaren Informationen zu selektieren.

Der Arzt hat die Führungsrolle bei der Aufklärung. Er muß den Patienten, notfalls auch nachdrücklich, zu der medizinisch indizierten Behandlung raten. Herr des Aufklärungsgeschehens aber ist der Patient. Er kann die Totalaufklärung fordern, jedoch auch auf jede Aufklärung verzichten, was er dann aber auch in Schriftform durch seine Unterschrift bestätigen sollte. Stellt der Patient Fragen, so hat sie der Arzt prinzipiell wahrheitsgemäß und vollständig zu beantworten.

Begrenzung der Aufklärungspflichten bei psychisch Kranken?

Soweit Sonderinteressen oder ein von der Norm abweichendes Aufklärungsinteresse nicht von vornherein erkennbar sind, informiert der Arzt den Patienten von sich aus („Spontanaufklärung") über die Fakten, die ein „verständiger Durchschnittspatient" in der gleichen konkreten Situation zu erfahren wünscht. Es liegt dann am Patienten, die ihn interessierenden weiterführenden Fragen zu stellen.

Schon unter eindeutig Willensfähigen gibt es deutliche Unterschiede im Aufklärungsinteresse, dem Auffassungsvermögen und der Fähigkeit, sich mit dem Krankheitsgeschehen und seinen Risiken auseinanderzusetzen. Beim psychisch Kranken ist die Bandbreite der möglichen Reaktionen auf die Information über die Krankheit und ihre Behandlung noch erheblich breiter, als bei den psychisch Gesunden und die Reaktionen sind schwerer zu prognostizieren. Das kann den Arzt aber nicht von der Verpflichtung freistellen, den psychisch Kranken möglichst weitgehend in das Aufklärungsgeschehen einzubeziehen, selbst wenn für ihn ein Betreuer bestellt ist. Anstelle der Orientierung am Maßstab des „verständigen Patienten" bedarf es hier jedoch stets der Prüfung anhand der individuellen Umstände des Einzelfalls.

Beim „kalten Krieg" zwischen Rechtsprechung und Ärzteschaft ging es um den Interessenwiderstreit von „salus aut voluntas aegroti" als ausschlaggebende Maxime für die Pflicht zur Eingriffsaufklärung. Obwohl die Rechtsprechung dem Selbstbestimmungsrecht des Patienten das entscheidende Gewicht beimißt, steht doch auch für sie außer Zweifel, daß die Eröffnung einer belastenden Diagnose und risikoreicher Behandlungsmaßnahmen für den Patienten mit schweren und irreparablen Gesundheitsschäden verbunden sein kann. Sie konzediert, daß unter dieser Prämisse statt der vollen Aufklärung in Ausnahmefällen eine Teilaufklärung genügen kann. Die Gefahr einer vorübergehenden psychischen Verstimmung reicht dafür jedoch nicht aus. Der Begriff des „therapeutischen Privilegs" ist irreführend; es geht nicht um ein Privileg des Arztes, sondern um den Schutz gesundheitlicher Interessen des Patienten gegen Aufklärungsschäden.

Daß der psychisch Kranke sich in einer Sondersituation befindet, die Begrenzungen der Informationspflicht gebieten kann, hat der Bundesgerichtshof in seiner Entscheidung über das Einsichtsrecht des Patienten in die Krankenunterlagen anerkannt. Er hat hier eine Ausnahme für die Aufzeichnungen über psychische Erkrankungen anerkannt, die ersichtlich dem Schutz des Patienten vor Informationen dienen soll, denen er nicht gewachsen ist.

Ähnlich wie bei der Eröffnung der Krebsdiagnose wird sich der Arzt im Aufklärungsgespräch mit dem psychisch Kranken mit der Eröffnung der Diagnose und Krankheitsprognose zurückhalten und vorsichtig an die Grenzen der Belastbarkeit herantasten müssen. Ist die medikamentöse Behandlung notwendig und dringend, so wird auch insoweit eine Teilaufklärung genügen, wenn die Gefahr abnormer Reaktionen bei einer Vollaufklärung besteht. Ist ein Betreuer bestellt und hat das

Vormundschaftsgericht über die Genehmigung von Behandlungsmaßnahmen zu entscheiden, so sind sie die Adressaten der vollen Eingriffsaufklärung.

Die Risikoaufklärung

Am problematischsten erweist sich, auch beim psychisch Gesunden, eine den Anforderungen der Rechtsprechung genügende Risikoaufklärung. Die Rechtsprechung gibt zwar mit ihren Grundsätzen zur ärztlichen Aufklärungspflicht, die sie aus einer Vielzahl von Einzelentscheidungen entwickelt hat, Anhaltspunkte für die Abgrenzung der aufklärungsbedürftigen und der nicht aufklärungsbedürftigen Risiken. Eine sichere Prognose, über welche Risiken bei der einzelnen Behandlungsmaßnahme aufzuklären ist, läßt sich daraus aber in vielen Fällen nicht gewinnen.

Eine erste Grenze ist eindeutig: Aufzuklären ist nur über die schicksalshaften und nicht über die auf ärztlichen Sorgfaltsmängeln beruhenden, also beherrschbaren Risiken.

Weiter stellt die Rechtsprechung keine oder nur geringe Anforderungen an die Aufklärung über die allgemeinen Risiken, die mit jedem oder mit einer Vielzahl von Eingriffen verbunden sind. Sie geht davon aus, daß der Patient diese Risiken kennt (z. B. die Infektionsgefahr bei operativen Eingriffen).

Umso strenger sind die forensischen Anforderungen an die Aufklärung über die eingriffsspezifischen, „typischen" Risiken, die der Patient nicht kennt. Geht es dabei um Risiken, die im Falle ihrer Verwirklichung zu schweren gesundheitlichen Beeinträchtigungen führen können, so kommt es nach der neueren Rechtsprechung auf die Komplikationsdichte nicht mehr an. Aufzuklären ist dann auch über extrem seltene Risiken.

Die Rechtsprechung macht jedoch hinsichtlich der Aufklärungsintensität auch bei den typischen Risiken deutliche Abstufungen. Je notwendiger (Indikation) und dringlicher (Zeitfaktor) ein Eingriff ist, desto geringer werden die Anforderungen an die Aufklärung. Bietet nur noch eine sofortige Behandlung eine Rettungschance, so kann sich die Risikoaufklärung auf nahezu Null reduzieren.

Die Aufklärung über die medikamentöse Behandlung psychischer Erkrankungen hat sich prinzipiell auf alle Nebenwirkungen zu erstrecken, die zu dauernden oder ernsthaften Gesundheitsstörungen führen können. Dazu wird z. B. das sehr seltene Agranulozytoserisiko bei trizyklischen Psychopharmaka gehören und die Aufklärung von neuroleptisch dauerbehandelten Patienten über das Risiko von Spätdyskinesien.

Auf die Grenzen, die sich wegen akuter Gesundheitsgefahren für die Risikoaufklärung ergeben können, wurde oben bereits hingewiesen. Um die unterschiedliche Intensität der Aufklärung je nach Notwendigkeit und Dringlichkeit der Behandlung an einem Beispiel zu verdeutlichen: Bei einem Patienten, der Clozapin zur Behandlung von Schlafstörungen erhält, wird eine umfassende Aufklärung über alle ernsthaften Nebenwirkungen erforderlich, also auch über delirogene, krampfschwellensenkende und vor allem auch über blutbildschädigende Wirkungen. Hingegen würde der Einsatz des gleichen Mittels bei einem Patienten mit einem malignen neuroleptischen Syndrom, bei dem differentialdignostisch eine peniziöse Katatonie nicht auszuschließen ist, wegen der lebensbedrohlichen Erkrankung und der beschränkten therapeutischen Alternativen nur eine auf das Wesentliche reduzierte Risikoaufklärung erfordern. Die Aufklärung ambulanter Patienten mit trizyklischen oder tetrazyklischen Antidepressiva in höheren Dosen wird das Agranulozytoserisiko mit allen Frühsymptomen umfassen müssen. Bei stationärer Behandlung mit gleicher Dosis kann sich die Aufklärung reduzieren, wenn die Gefährdung durch engmaschige Visiten und Blutbildkontrollen gemindert wird.

Wer soll aufklären?
Das Aufklärungsgespräch muß durch einen Arzt erfolgen; die Delegation an nichtärztliches Dienstpersonal ist ausgeschlossen. Der ärztliche Leiter eines Krankenhauses ist dem Krankenhausträger gegenüber verantwortlich, daß alle im Krankenhaus tätigen Ärzte über die ihnen im Zusammenhang mit der Aufklärung auferlegten Pflichten unterrichtet sind (Richtlinien der DKG zur Aufklärung vom 29.10.1984). Unabhängig davon, welcher Arzt bei einem individuellen Patienten die Aufklärung durchgeführt hat, ist jeder weitere Arzt verpflichtet, sich selbst davon zu überzeugen, daß eine ordnungsgemäße Aufklärung stattgefunden hat.

Wie soll aufgeklärt werden?
Aufgrund der unsicheren Abgrenzung der aufklärungsbedürftigen Risiken gerade bei medikamentöser Behandlung liegt es nahe, daß der Arzt sich in eine Totalaufklärung flüchtet, etwa indem er seinen Patienten die im Arzneimittelgesetz vorgeschriebenen Gebrauchsinformation (Beipackzettel) vorlegt und sich bestätigen läßt, daß sie ihn gelesen haben und damit über die Nebenwirkungen informiert sind. Inhaltlich kommen die Gebrauchsinformationen einer Totalaufklärung über die Nebenwirkungen nahe.

Rechtlich scheitert ein solches Verfahren schon daran, daß eine schriftliche Aufklärung für sich allein nicht genügt und daß eine Totalaufklärung über Nebenwirkungen notwendig zum Horrorkatalog wird. Der Patient kann nicht mehr die wesentlichen von den unwesentlichen Risiken unterscheiden und damit keinen sinnvollen Gebrauch von seinem Selbstbestimmungsrecht machen.

Pragmatische Lösung
Das System der ,,Stufenaufklärung" kombiniert eine schriftliche Aufklärung mit Merkblättern, die alle wichtigen Basisinformationen enthalten, mit der mündlichen Aufklärung, die es vorbereitet. Das Merkblatt kann aber seiner Natur nach nur Standardinformationen enthalten-

In einem zweiten Schritt informiert der Arzt den Patienten in einem Aufklärungsgespräch über die individuellen Umstände seiner Erkrankung und der beabsichtigten Behandlung sowie über individuelle risikoerhöhende Faktoren. Die schriftliche Basisaufklärung entlastet das Aufklärungsgespräch, das sich dann verstärkt den individuellen Umständen zuwenden kann. Der vorinformierte Patient ist imstande, gezielte weiterführende Fragen zu stellen oder bewußt darauf zu verzichten.

Das Moto der Stufenaufklärung ist es nicht, mündliche Aufklärung durch schriftliche zu ersetzen, sondern die mündliche Aufklärung durch die schriftliche vorzubereiten und beide miteinander zu kombinieren. Es stehen z. Zt. Merkblätter über Neuroleptika, Antidepressiva, Transquilizer, Lithium, Carbamazepin und Clozapin zur Verfügung (Abbildung 1). Weitere Merkblätter sind in Vorbereitung.

Dokumentation

Zur Wirksamkeit der Einwilligung und der Aufklärung ist die Einhaltung der Schriftform nicht vorgeschrieben. Die Einwilligung kann auch mündlich und durch schlüssiges Handeln erteilt werden. Wenn gleichwohl viele Krankenhausträger für die Einwilligung die Schriftform und für die Aufklärung die schriftliche Bestätigung des Patienten vorschreiben, so dient dies der Beweissicherung für den Fall eines Schadenersatzprozesses.

Erfahrungsgemäß können sich viele Patienten schon kurz nach dem Aufklärungsgespräch nur noch bruchstückhaft an die wesentlichen Inhalte erinnern. Dies gilt insbesondere für die Risikoaufklärung. Im Schadenersatzprozeß behaupten sie „optima fide ", mit ihnen sei überhaupt kein Aufklärungsgespräch geführt worden oder jedenfalls kein Gespräch mit den vom Arzt behaupteten Inhalten. Damit gewinnt die Dokumentation des Aufklärungsgesprächs erhebliche Bedeutung.

Die Rechtsprechung erkennt im allgemeinen eine zeitnahe gefertigte und nachträglich nicht veränderte Aufzeichnung des Arztes zur Krankengeschichte über das Aufklärungsgespräch und seinem Inhalt als ausreichende Dokumentation an. Dieser Vermerk des Arztes muß aber die wesentlichen Aufklärungsinhalte und insbesondere die mit dem Patienten besprochenen Risiken enthalten.

Darlegungs- und Beweislast

Im Strafverfahren gibt es keine Beweislast des Arztes. Schuldhafte Behandlungsfehler und Aufklärungsfehler müssen ihm zur vollen Überzeugung des Gerichts nachgewiesen werden.

Im Schadenersatzprozeß (Zivilprozeß) spielt dagegen die Verteilung der Darlegungs- und Beweislast zwischen dem Kläger (dem geschädigten Patienten) und dem Beklagten (Arzt und/oder Krankenhausträger) eine wichtige Rolle. Die Schadenersatzforderung des Patienten wird in der Regel zunächst darauf gestützt, die Ursache des Gesundheitsschadens sei ein schuldhafter Behandlungsfehler („Kunstfehler") des Arztes oder seiner Erfüllungs- und Verrichtungsgehilfen. Der Kläger muß den schuldhaften Behandlungsfehler und dessen Ursächlichkeit für den Schaden darlegen und beweisen. Die Rechtsprechung räumt ihm zwar unter dem Aspekt der Waffengleichheit weitgehende Beweiserleichterungen vom Beweis des ersten Anscheins bis zur Umkehr der Beweislast ein. Gleichwohl gerät der Patient beim Nachweis des schuldhaften Behandlungsfehlers und seiner Ursächlichkeit für den Schaden oft in Beweisnot.

Andererseits hat aber der Arzt, wenn es sich um einen Schaden handelt, der eindeutig auf der Behandlung beruht (iatrogener Schaden), gegen den Vorwurf des

Merkblatt* zum Aufklärungsgespräch mit dem Arzt/der Ärztin über die

Behandlung mit Clozapin (Leponex®)

Patientenadresse

Bitte informieren Sie sich!

Liebe Patientin, lieber Patient,

nach den Ergebnissen der Untersuchungen leiden Sie an einer Krankheit, die mit seelischen Störungen, wie Angst, Spannungen, innerer Unruhe und Erregungszuständen und/oder mit Beeinträchtigungen der Wahrnehmung, des Denkens und der Handlungsfähigkeit verbunden sein kann. Wir empfehlen Ihnen die Behandlung mit Clozapin, weil die üblichen Neuroleptika nicht ausreichend wirksam waren oder erhebliche unerwünschte Wirkungen auftraten.

Durchführung der Behandlung

Clozapin wird ein- oder mehrmals täglich in Tablettenform eingenommen. Wahrscheinlich gelingt es durch die Behandlung, die Dauer einer akuten seelischen Erkrankung deutlich zu verkürzen und die Beschwerden zu verringern. Diese Behandlung kann Wochen bis Monate, unter Umständen sogar Jahre erfordern.

Clozapin eignet sich auch für eine vorbeugende Behandlung. Wahrscheinlich verhindert Clozapin das Wiederauftreten von bestimmten seelischen Störungen, solange es regelmäßig eingenommen wird.

Unerwünschte Wirkungen

Wie bei allen wirksamen Medikamenten können bei Clozapin neben seinen therapeutischen Wirkungen auch unerwünschte Wirkungen (Nebenwirkungen) auftreten.

Bei 1–2 von 100 mit Clozapin behandelten Patienten kommt es zu einer Schädigung der Blutzellbildung. Um sie rechtzeitig erkennen zu können, muß während der ersten 18 Wochen jede Woche einmal und danach in Abständen von vier Wochen das Blutbild kontrolliert werden. Wird das Medikament dann sofort abgesetzt, so verringert sich das Risiko von – unter Umständen lebensbedrohlichen –

Blutzellschädigungen erheblich. Bitte gehen Sie deshalb regelmäßig zu den vorgesehenen Kontrolluntersuchungen.

Häufig kommt es zu Beginn der Behandlung zu Müdigkeit, Kreislaufbeschwerden (Schwindel und Absinken des Blutdrucks), Beschleunigung der Herzfrequenz. Erhöhung der Körpertemperatur und Vermehrung der Speichelsekretion.

Seltener sind: Bewußtseinsstörungen, Magen-, Darmstörungen, Sehbeschwerden, Beschwerden beim Wasserlassen, Störung der Leberfunktion und epileptische Anfälle.

Diese Begleiterscheinungen können zum Absetzen der Clozapin-Behandlung zwingen. Die unerwünschten Wirkungen bilden sich dann zurück.

Um die unerwünschten Wirkungen der Behandlung möglichst gering zu halten, bitten wir Sie, folgende Fragen zu beantworten:

1. Ist die Harnentleerung gestört?
   ☐ nein   ☐ ja

  Bei Männern: Waren Sie schon einmal wegen Prostata-Beschwerden beim Arzt?
   ☐ nein   ☐ ja

2. Ist der Abfluß des Augeninnenwassers gestört?
   ☐ nein   ☐ ja

  Waren Sie jemals wegen einer Störung des Augeninnendrucks (Glaukom) in ärztlicher Behandlung?
   ☐ nein   ☐ ja

3. Wurde bei Ihnen ein Engpaß der Magenausgangspforte (Pylorusstenose) oder eine Störung der Darmtätigkeit bzw. Stuhlentleerung (Obstipation) festgestellt?
   ☐ nein   ☐ ja

4. Für Frauen im gebärfähigen Alter:
  a) Sind Sie möglicherweise schwanger?
   ☐ nein   ☐ ja

  b) Stillen Sie zur Zeit?   ☐ nein   ☐ ja

5. Wurden Sie bereits früher mit Clozapin behandelt?   ☐ nein   ☐ ja

  Wenn ja, traten dabei unerwünschte Wirkungen auf?   ☐ nein   ☐ ja

Wenn ja, welche?_______________

6. Sind Sie zur Zeit wegen einer anderen Erkrankung in ärztlicher Behandlung?
   ☐ nein   ☐ ja

  Nehmen Sie zur Zeit Medikamente ein? Wenn ja, zeigen Sie diese bitte dem Arzt.
   ☐ nein   ☐ ja

7. Besteht eine Allergie (z. B. Heuschnupfen, Asthma), Überempfindlichkeit gegen Nahrungsmittel, Medikamente, Pflaster?
   ☐ nein   ☐ ja

8. Besteht bei Ihnen eine schwere Erkrankung des Herzens, der Leber, der abführenden Gallenwege und der Niere? ☐ nein   ☐ ja

Verhaltenshinweise

– Bitte suchen Sie sofort einen Arzt auf, wenn fieberhafte Beschwerden auftreten (z. B. Halsschmerzen, grippeähnliche Erscheinungen).
Da dies ein Hinweis auf eine Blutzellschädigung sein könnte, muß umgehend eine Blutbild-Kontrolle durchgeführt werden.

– Clozapin kann die Fähigkeit zur Teilnahme am Straßenverkehr und zur Verrichtung gefahrgeneigter Tätigkeiten, z. B. an Maschinen, beeinträchtigen. Während der Einstellung auf Clozapin sollten Sie daher auf derartige Tätigkeiten verzichten. Auch später sollten Sie in Absprache mit Ihrem Arzt sehr sorgfältig prüfen, ob sie fahrtauglich sind.

– Bitte verzichten Sie während der gesamten Behandlungsdauer auf Alkohol, weil sich unvorhergesehene Wechselwirkungen mit Medikamenten ergeben können.

– Bitte unterrichten Sie Ihren Arzt, wenn unerwartete Wirkungen auftreten.

– Bitte halten Sie die Termine für die ärztlichen Kontrolluntersuchungen ein.

Das Aufklärungsgespräch

Wir können Ihnen in diesem Merkblatt nur einen allgemeinen Überblick geben. Auf die näheren Umstände des Leidens und auf die Bedeutung, die Vor- und Begleiterkrankungen sowie das Lebensalter für die Behandlung haben können, gehen wir im Aufklärungsgespräch ein.

Die praktisch bedeutsamen Nebenwirkungen und Komplikationen der Behandlung sind im Merkblatt erwähnt. Es gibt daneben eine Reihe seltener und seltenster, sowie geringfügiger Risiken, die wir hier nicht aufführen, weil wir meinen, daß sie für Ihre Entscheidung nicht von ausschlaggebender Bedeutung sind.

Der **Beipackzettel**, der jeder Arzneimittelpackung beiliegt weist aufgrund der Vorschriften des Arzneimittelgesetzes auch auf extrem seltene Nebenwirkungen hin. Der Arzt wird die im Beipackzettel aufgeführten Nebenwirkungen und ihre Bedeutungen gerne mit Ihnen besprechen, wenn Sie dies wünschen.

Bitte fragen Sie nach allem, was Ihnen wichtig erscheint.

Erklärung des Patienten nach dem Aufklärungsgespräch

Herr/Frau Dr.
hat mit mir heute anhand der Hinweise im Merkblatt ein Aufklärungsgespräch geführt, bei dem ich alle mich interessierenden Fragen stellen konnte.

☐ Ich habe keine weiteren Fragen und benötige keine zusätzliche Überlegungsfrist.

☐ Ich willige hiermit in die vorgeschlagene Behandlung mit Clozapin (Leponex®) ein. Mir ist bekannt, daß die Behandlung mit Clozapin eine regelmäßige Kontrolle des Blutbildes (in den ersten 18 Wochen wöchentlich, danach alle vier Wochen) erfordert und die Nichtbeachtung dieser Kontrollen zu lebensbedrohlichen Komplikationen führen kann.

oder

☐ Ich versage meine Zustimmung.
Über mögliche gesundheitliche Nachteile einer Ablehnung der Behandlung wurde ich informiert.

Ärztlicher Vermerk zum Aufklärungsgespräch:

____

____

____

____

Datum _______________

Unterschrift des Patienten/der Eltern* bzw. des Betreuers

____

Unterschrift des Arztes/der Ärztin

* Unterschreibt ein Elternteil alleine, so erklärt er mit seiner Unterschrift zugleich, daß er im Einverständnis mit dem anderen Elternteil handelt.

Abb. 1. Klein, H.E., Cording, C., Weißauer, W. (1992) perimed Complicance Verlag Dr. Straube GmbH, Erlangen

schuldhaften Behandlungsfehlers nur eine Verteidigung: Ursache des eingetretenen Schadens sei nicht eine schuldhafte Fehlleistung, sondern ein schicksalshaftes, mit ärztlicher Sorgfalt nicht beherrschbares Risiko. Damit gibt er dem Patienten notgedrungen das Stichwort, seine Klage nun (auch) darauf zu stützen, daß er über dieses Risiko hätte aufgeklärt werden müssen. Hiergegen hat der Arzt dann nur wieder die Verteidigung, er habe über dieses Risiko aufgeklärt oder das Risiko habe keiner Aufklärung bedurft bzw. der Patient hätte auch in Kenntnis dieses Risikos in die Behandlung eingewilligt.

Für die Behauptung, er habe den Patienten ausreichend aufgeklärt, trägt der Arzt die Beweislast und kommt damit nun oft selbst in Beweisnot, falls er nicht über geeignete Beweismittel verfügt. Die Chance, sich damit erfolgreich zu verteidigen, daß das Risiko nicht aufklärungsbedürftig gewesen sei, besteht durchaus bei den allgemein bekannten Risiken (z. B. Infektionsgefahr bei Operationen), sehr viel weniger dagegen bei eingriffsspezifischen, typischen Risiken, die der Patient nicht kennt.

Das System der Stufenaufklärung enthält einen Dokumentationsteil, der das Aufklärungsgespräch umfaßt. Der Arzt kann hier handschriftlich wesentliche Gesprächsinhalte vermerken, die über die schriftliche Basisaufklärung des Merkblattes hinausgehen.

Haftpflichtversicherung

Die Berufsordnung verpflichtet den berufstätigen Arzt sich gegen Haftpflichtansprüche zu versichern. Der niedergelassene Arzt muß sich selbst versichern, die Krankenhausärzte sind in aller Regel – soweit es sich um Dienstaufgaben handelt – durch die Krankenhausträger versichert. Ausnahmen gibt es nahezu nur bei staatlichen Trägern (z. B. Universitätskliniken), die aber Schritt für Schritt dazu übergehen, ihre Mitarbeiter zu versichern. Ausnahmen von der Versicherung durch die Träger gibt es bei der liquidationsberechtigten Nebentätigkeit und zum Teil auch bei der Behandlung der Wahlleistungspatienten, selbst wenn diese nach dem Chefarztvertrag zu den Dienstaufgaben gehören.

Es empfiehlt sich für jeden Arzt, im Abstand von Jahren überprüfen zu lassen, ob sein Versicherungsschutz nach Art und Höhe noch ausreicht. Krankenhausärzte sollten sich darüber informieren, ob und inwieweit sie durch ihren Krankenhausträger versichert sind.

Kritische Wertung

Analysiert man Patientenbefragungen über den Inhalt der Eingriffsaufklärung und insbesondere der Risikoaufklärung, so sind die Ergebnisse mehr als ernüchternd. Nur ein Bruchteil der Patienten vermag die entscheidungsrelevanten Fakten aufzufassen. Die von der Rechtsprechung geforderte Patientenaufklärung dient damit in ihrer heutigen Gestalt sehr viel mehr der Surrogathaftung des Arztes für nicht bewiesene schuldhafte Behandlungsfehler, als der Selbstbestimmung des Patienten.

Wer schwerwiegende forensische Risiken vermeiden will, wird auch vor pharmakologischen Behandlungen seine Patienten so aufzuklären versuchen, wie dies den Anforderungen der Rechtsprechung entspricht. Die „Stufenaufklärung” ist dabei kein Allheilmittel, sondern eine pragmatische Lösung. Sie soll die Aufklärung des Patienten verbessern und dem Arzt den Beweis erleichtern, daß er den Patienten ausreichend aufgeklärt hat.

Die Rechtsprechungsgrundsätze geben dem Arzt nur Anhaltspunkte, aber keinerlei Sicherheit bei der Frage nach Inhalt und Grenzen der Aufklärungspflicht im konkreten Fall. Wie die Vielzahl der widersprechenden urteile zeigt, ist selbst für den Richter die Orientierung über das Maß der erforderlichen Aufklärung außerordentlich schwierig. Ob und über welche Risiken er hätte aufklären müssen, steht für den Arzt oft erst am Ende eines Haftungsprozesses fest.

Zusammenfassung

Nach ständiger Rechtssprechung wird jeder ärztliche Eingriff in die körperliche Unversehrtheit als tatbestandsmäßige Körperverletzung angesehen. Er ist grundsätzlich nur dann rechtmäßig, wenn der Patient über den Eingriff aufgeklärt worden ist, nach erfolgter Aufklärung in den Eingriff eingewilligt hat und der Eingriff fachgerecht durchgeführt worden ist.

Die ärztliche Aufklärung umfaßt im wesentlichen drei Bereiche, nämlich die Befund- und Diagnosenaufklärung, die medizinisch besonders bedeutsame Therapie- und Sicherungsaufklärung sowie die aus forensischer Sicht wichtige Eingriffs- oder Selbstbestimmungsaufklärung. Inwieweit eine medikamentöse Behandlung einen Eingriff in die körperliche Integrität im Sinne des Grundgesetzes bzw. der ständigen Rechtssprechung beinhaltet, ist rechtlich gesehen unsicher. Über die Grundzüge einer sachgerechten Aufklärung wird berichtet. Insbesondere wird erläutert, über welche Risiken aufgeklärt werden muß und wie das Verhältnis von Indikationsstellung zur Aufklärungspflicht ist. Ferner wird darauf eingegangen, wer aufklären soll und wie ein sinnvolles und rechtswirksames Aufklärungsgespräch zu führen ist. Eine entscheidende Bedeutung wird forensisch der Aufklärungsdokumentation zugewiesen. Die Rechtsprechungsgrundsätze geben letztlich nur Anhaltspunkte, ob und wie aufgeklärt werden soll, aber keine zuverlässigen Richtlinien. Ob und über welche Risiken der Arzt hätte aufklären müssen, steht oft erst am Ende eines Haftungsprozesses fest.

Weiterführende Literatur

Lawin P, Huth H (1982) Grenzen der ärztlichen Aufklärungs- und Behandlungspflicht aus medizinischer und rechtlicher Sicht. Dtsch Ärzteblatt 79:51-56
Pichler O (1987) Auf schmalem Grat zwischen Recht und Pflicht. Münch Med Wochenschr 129:86-89
Richtlinien zur Aufklärung der Krankenhauspatienten über vorgesehene ärztliche Maßnahmen – Deutsche Krankenhausgesellschaft – (1985) „das Krankenhaus" 4:153-158
Uhlenbruck W (1987) Die ärztl. Nichtaufklärung: Aufklärungsversicht bei eigenem Wissen des Patienten oder als „therapeutisches Privileg". Dtsch Ärzteblatt 84(13):813-817

Einstellung der Bevölkerung zu Psychopharmaka

M.C. Angermeyer

Determinanten der Compliance
mit psychopharmakologischer Behandlung

Ein gravierendes Problem bei der medikamentösen Behandlung psychischer Erkrankungen stellt nach wie vor die mangelnde Compliance der Patienten dar. In einer 1986 von Young et al. publizierten Übersicht schwankte der Anteil der Patienten, die mit ambulanter oraler Neuroleptikamedikation nicht kompliant waren, zwischen 10 % und 76 %; der Median lag bei 41 %. Zu ähnlichen Ergebnissen kam Jamison (zit. nach Frank et al. 1985) in seiner Synopsis über Studien mit trizyklischen Antidepressiva: Die Noncompliance betrug hier zwischen 32 % und 76 %. Dabei gilt es zu bedanken, daß diese Angaben durchweg auf kontrollierten klinischen Studien basieren, bei denen aufgrund von Selektionsmechanismen kompliante Patienten überrepräsentiert sein dürften (Angermeyer 1991), d. h. die Situation dürfte in Realität eher noch ernüchternder sein.

Auf der Suche nach einer Erklärung für dieses Phänomen galt das Forschunginteresse bislang, einmal abgesehen von den erwünschten und unerwünschten Effekten des jeweiligen Medikaments, in erster Linie den Patienten – ihren soziodemographischen Merkmalen, ihren Persönlichkeitscharakteristika, dem Ausmaß ihrer Krankheitseinsicht oder ihrem subjektiven Kosten-Nutzen-Kalkül. Die anderen Akteure, die professionellen Helfer und die Angehörigen, traten dahinter zurück (Abb. 1). Der Frage, welchen Einfluß diese auf die Compliance der Patienten haben, wurde bislang kaum Aufmerksamkeit geschenkt. Gleiches gilt für das Behandlungssetting. Dabei macht es sicher einen Unterschied, ob ein Patient in stationärer, teilstationärer oder ambulanter Behandlung steht (Angermeyer 1991).

Gänzlich vernachlässigt wurde bislang der Einfluß des gesellschaftlichen Umfelds, obwohl der vom aktuellen Zeitgeist geprägten Einstellung der Bevölkerung zu verschiedenen Formen psychiatrischer Behandlung insofern eine besondere Bedeutung zukommen dürfte, als von ihr nicht nur die Patienten selbst sondern auch die übrigen in die Behandlung involvierten Personen beeinflußt werden.

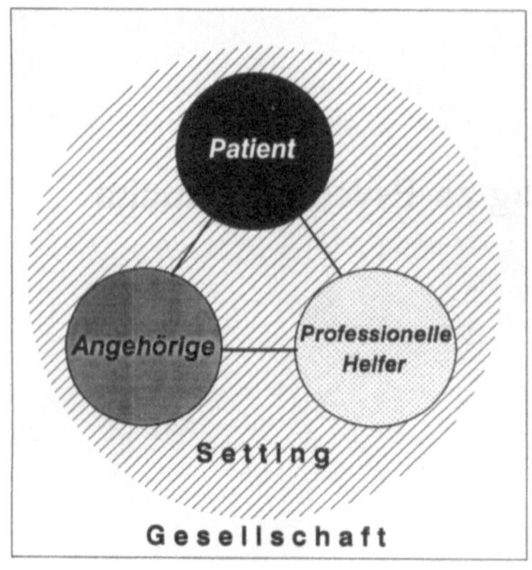

Abb. 1. Rahmenbedingungen für die Compliance mit psychopharmakologischer Behandlung

Repräsentativerhebung zur Einstellung der deutschen Bevölkerung zur Behandlung mit Psychopharmaka

Vor diesem Hintergrund entschlossen wir uns, die Einstellung der Bevölkerung der Bundesrepublik Deutschland zur psychiatrischen Behandlung im allgemeinen und zur Behandlung mit Psychopharmaka im besonderen zu explorieren. In Zusammenarbeit mit dem Zentrum für Umfragen, Methoden und Analysen e. V. (ZUMA) in Mannheim und der Gesellschaft für Marketing-, Kommunikations- und Sozialforschung mbH (GFM-GETAS) in Hamburg führten wir 1990 eine Repräsentativerhebung in den alten und neuen Bundesländern durch. Als Grundgesamtheit dienten alle Personen deutscher Staatsangehörigkeit, die zum Zeitpunkt der Befragung wenigstens das 18. Lebensjahr vollendet hatten und in Privathaushalten lebten. Für die Auswahl der zu kontaktierenden Haushalte wurden in den alten Bundesländern zwei ADM-Master-Samples eingesetzt, in den neuen Bundesländern eins. Es handelte sich dabei um eine geschichtete, dreistufige Zufallsauswahl mit Stimmbezirken oder synthetischen Stimmbezirken (Sample-Points) in der ersten Stufe, mit Haushalten in der zweiten und mit Personen in der dritten Stufe. Die Bestimmung der Zielhaushalte innerhalb des Sample-Points erfolgte nach dem Random-Route-Verfahren, die Auswahl der Zielpersonen im Haushalt mittels des sog. Schwedenschlüssels. Im westlichen Teil der BRD wurden 2118 Interviews realisiert, im östlichen Teil 980. Die Ausschöpfungsquote betrug im Westen 71,9 %, im Osten 67,4 %.

Wir führten ein vollstrukturiertes Interview durch, das mit der Präsentation einer Vignette eingeleitet wurde, in der entweder eine schizophrene Psychose, eine Depression („major depressive disorder") oder eine Angstneurose („panic disorder") dargestellt war. Die in den Vignetten beschriebenen Verhaltensauffälligkeiten erfüllten die diagnostischen Kriterien von DSM-III-R. Die drei Krankheitsbilder waren bewußt ausgewählt worden, weil sie die Hauptindikationsbereiche der drei wichtigsten Gruppen von Psychopharmaka darstellen: die Schizophrenie für die Neuroleptika, ,,major depressive disorder" für die Antidepressiva, die Angstneurose für die Tranquilizer. Das Gesamtsample wurde in gleich große Substichproben aufgeteilt, denen jeweils nur eine Vignette präsentiert wurde.

Im Anschluß an die Vignette wurden die Respondenten u. a. gefragt, welche Methoden zur Behandlung des beschriebenen pathologischen Verhaltens sie empfehlen bzw. nicht empfehlen würden, wobei insgesamt sechs verschiedene Behandlungsmodalitäten angeboten wurden, darunter die Psychopharmakotherapie. Anhand einer Fünfpunkteskala, die von ,,würde ich dringend empfehlen" (1) bis ,,würde ich überhaupt nicht empfehlen" (5) reichte, sollten die Befragten ihre Behandlungspräferenzen angeben. Hatten sie sich für die Gabe von Psychopharmaka ausgesprochen, d. h. die Kategorien (1) oder (2) gewählt, so wurde offen nachgefragt, warum sie für diese Behandlungsform votiert hatten. Hatten sie dagegen von Psychopharmaka abgeraten, d. h. die Antwortkategorien (4) oder (5) gewählt, so wurde ebenfalls offen nachgefragt, warum sie sich dagegen entschieden hatten. Die von den Befragten gegebenen Begründungen für ihre Behandlungsempfehlungen wurden von den Interviewern notiert und später einer Inhaltsanalyse unterzogen. Zur Überprüfung der Reliabilität wurden 100 Interview unabhängig von zwei Ratern ausgewertet. Die Interrater-Übereinstimmung war sehr gut (Kappa >.70).

Im zweiten Teil des Interviews sollten die Befragten anhand von elf Items die Wirkung der Psychopharmaka ganz generell einschätzen, ohne daß hier zwischen einzelnen Medikamentengruppen unterschieden wurde. In fünf Statements wurden in affirmativer Weise positive Aspekte dieser Behandlungsmethode postuliert. Drei Items handelten von Mängeln der Psychopharmakotherapie, drei weitere thematisierten unerwünschte Wirkungen. Die befragten konnten anhand einer Fünfpunkteskala, die von ,,stimme voll und ganz zu" bis ,,stimme überhaupt nicht zu" reichte, zu den einzelnen Behauptungen Stellung beziehen.

Psychopharmaka in Konkurrenz zu anderen Behandlungsmethoden

Favorit unter den sechs zur Wahl gestellten Behandlungsmodalitäten ist die Psychotherapie (Abb. 2). Über die Hälfte der Befragten spricht sich für sie aus. Mit nur geringem Abstand folgen Entspannungsübungen wie z. B. das Autogene Training. Rang 3 und 4 nehmen Naturheilmittel und Meditation bzw. Yoga ein; sie werden von mehr als einem Viertel der Befragten empfohlen. Erst dann, auf Platz 5, folgt die Psychopharmakotherapie. Nur jeder Siebte rät zu dieser Behandlung. Der Anteil derer, die sich für eine medikamentöse Therapie aussprechen, ist nur geringfügig höher als der der Befürworter der Akupunktur!!

Das Gesagte gilt im wesentlichen für alle drei Erkrankungsformen gleichermaßen – mit einer Einschränkung: Überraschenderweise werden die etablierten psychiatrischen Behandlungsmethoden (Psychotherapie, Psychopharmakotherapie, Entspannungsübungen) im Unterschied zu ,,alternativen" Verfahren gerade bei

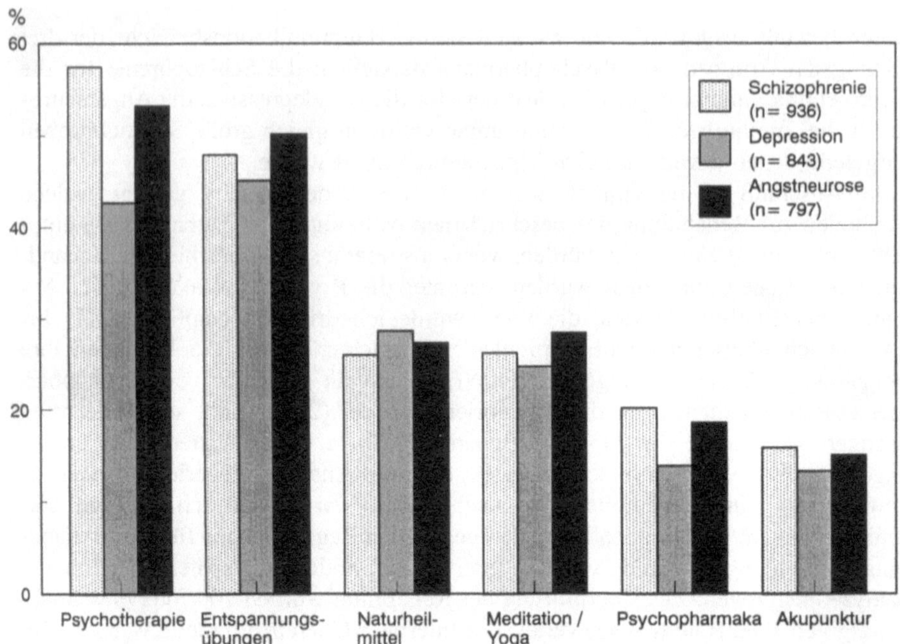

Abb. 2. Prozentualer Anteil der Befragten, welche die verschiedenen Behandlungsmethoden empfehlen

depressiven Störungen seltener empfohlen als bei der Schizophrenie und bei der Angstneurose. Die Erklärung hierfür dürfte darin liegen, daß die Depression – obgleich vom Kaliber einer „major depressive disorder" – von einem Teil der Befragten als nicht so schwerwiegend eingeschätzt und eine psychiatrische Behandlung nicht als notwendig erachtet wurde.

Die Entscheidung für oder gegen Psychopharmaka und deren subjektive Begründung

Betrachtet man das Votum pro bzw. contra Psychopharmaka noch etwas genauer, so stellt man fest, daß der Anteil derer, die von einer medikamentösen Behandlung abraten, bei der Schizophrenie und der Angstneurose doppelt so hoch ist als der Anteil ihrer Befürworter. Das Urteil fällt in Ost und West mit der gleichen Eindeutigkeit zu ungunsten der Psychopharmakotherapie aus (Abb. 3).

Bei der Depression ist die Ablehnung der Psychopharmaka (aus den bereits genannten Gründen) sogar noch etwas stärker ausgeprägt. Dies gilt insbesondere für die neuen Bundesländer: 61,6 % der Befragten sprechen sich dort gegen eine derartige Behandlung aus (in den alten Bundesländern sind es dagegen „nur" 45,5 %).

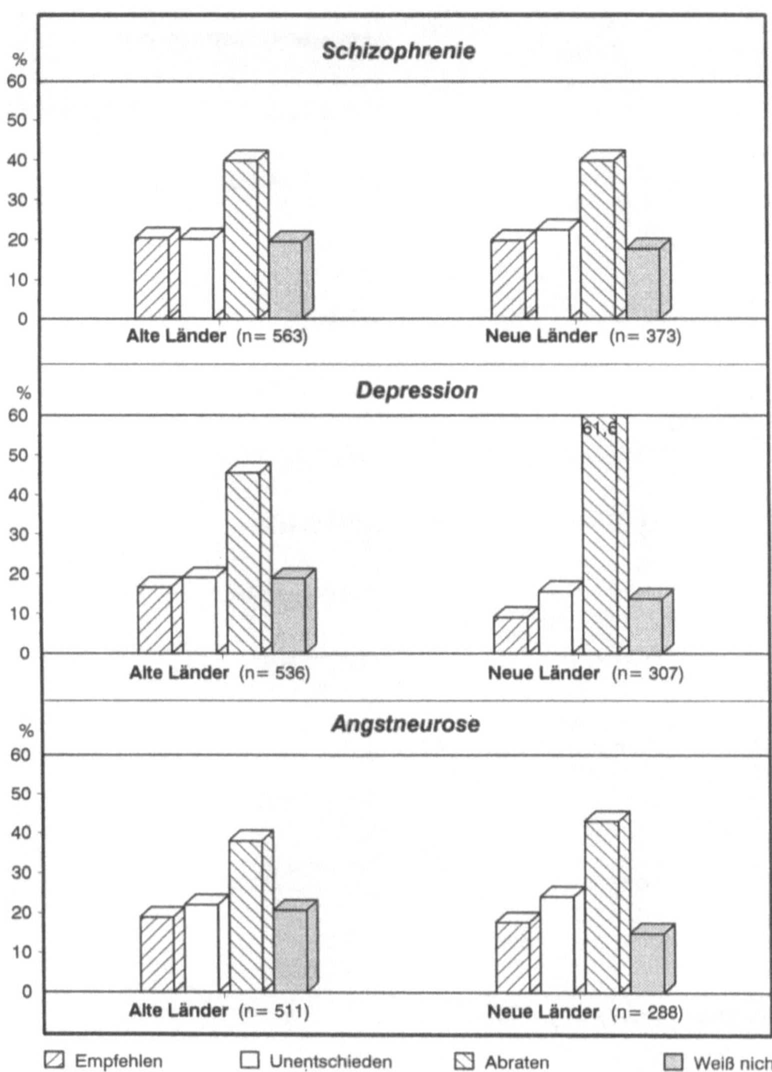

Abb. 3. Entsccheidung für oder gegen Psychopharmaka: Vergleich zwischen alten und neuen Bundesländern

Warum stößt nun die medikamentöse Behandlung psychischer Erkrankungen beim Laienpublikum auf so wenig Gegenliebe? Um eine Antwort auf diese Frage zu erhalten, explorierten wir – wie bereits weiter oben beschrieben – mit Hilfe einer offenen Frage die subjektive Begründung für die getroffene Entscheidung.

Unerwünschte Effekte bilden das am häufigsten genannte *Argument gegen die Behandlung mit Psychopharmaka* (Abb. 4). Insbesondere die Gefahr, von den Medikamenten abhängig und süchtig zu werden, spielt hier eine große Rolle. Jeder

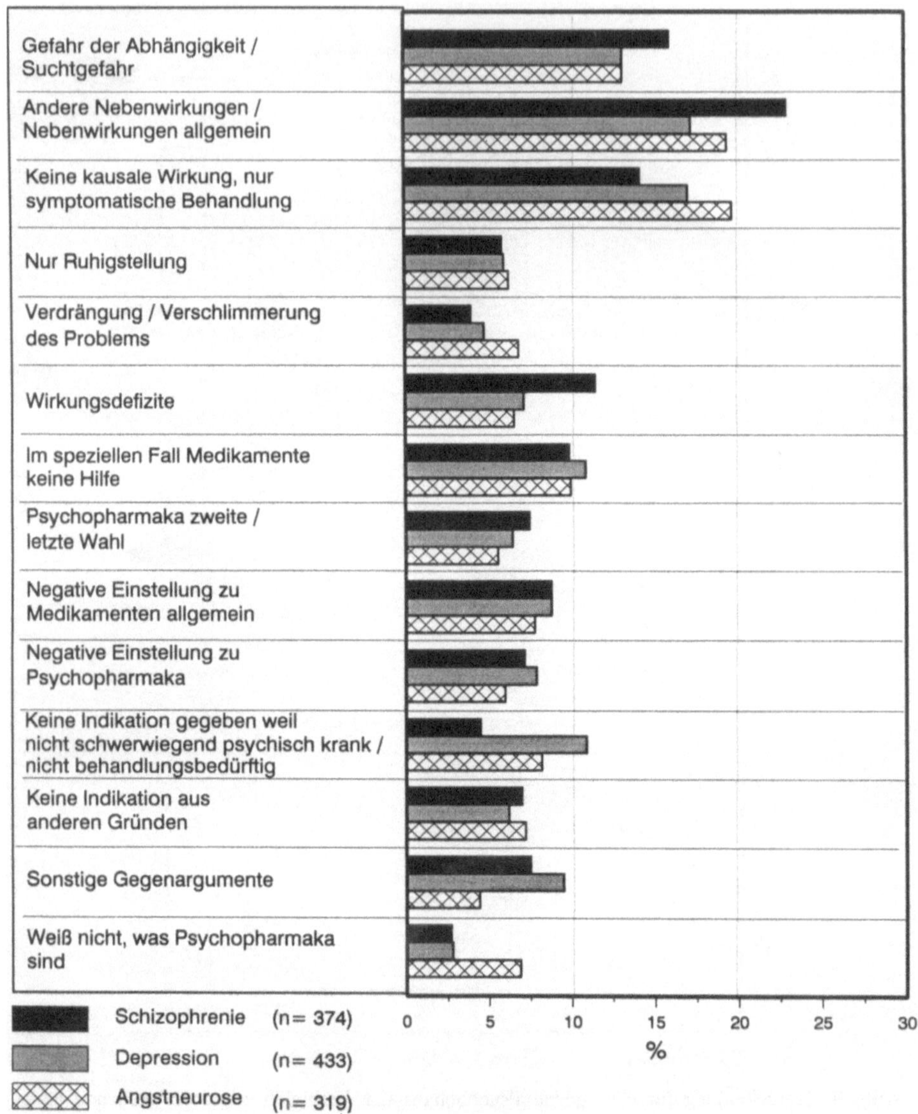

Abb. 4. Argumente gegen die Behandlung mit Psychopharmaka

Siebte, der sich gegen den Einsatz von Psychopharmaka wendet, bringt dieses Argument ins Spiel.

Ein zweites Argumentationsbündel hebt darauf ab, daß die Psychopharmakotherapie nur eine symptomatische Behandlungsform darstelle. Die Ursachen der psychischen Erkrankung blieben durch sie unbeeinflußt (17 %). Sie bewirkte lediglich eine Ruhigstellung der Patienten (6 %). Die Verdrängung der zugrunde liegenden Probleme würde durch sie begünstigt werden (5 %).

Acht Prozent der Befragten, die gegen eine Psychopharmakotherapie votiert haben, monieren deren mangelhafte Wirkung; sie hätte überhaupt keinen Effekt bzw. dieser sei recht zweifelhaft oder nur von kurzer Dauer. Zahn Prozent beziehen sich bei ihrer Kritik an der Wirksamkeit der Medikamente auf die Art der in der Vignette dargestellten psychischen Störung; 7 % erklären die Psychopharmakotherapie zur Methode zweiter oder gar letzter Wahl.

Bei 8,5 % ist das Votum gegen Psychopharmaka Ausdruck einer negativen Einstellung zu Medikamenten ganz allgemein; bei 7 % gründet es auf einer negativen Einstellung zu Psychopharmaka im besonderen.

Einige der Befragten raten von der Behandlung mit Psychopharmaka deshalb ab, weil in ihren Augen dafür keine Indikation besteht. Die in der Vignette beschriebene Person leidet ihrer Meinung nach nämlich nicht an einer psychischen Erkrankung. Oder aber sie argumentieren genau umgekehrt: gerade weil das Problem psychischer Natur sei, halten sie Psychopharmaka für kontraindiziert.

Und wie argumentiert die Minderheit der *Befürworter der Psychopharmakotherapie*? Am häufigsten führen sie die sedierende Wirkung dieser Medikamente ins Feld (Abb. 5). Jeder Vierte begründet seine Wahl damit. Jeder Siebte nennt andere positive Auswirkungen auf die Psyche; vor allem, daß Psychopharmaka Entlastung schafften und Beschwerden zu lindern vermöchten (die Betonung liegt hier also auf dem supportiven Effekt). Ebenfalls von jedem Siebten wird lapidar konstatiert, daß Psychopharmaka ,,helfen" würden, ohne daß dies genauer spezifiziert wird. Das Argument, daß mit Hilfe der Psychopharmaka die psychische Erkrankung geheilt werden könne, führen nur 7 % ins Feld (interessanterweise am häufigsten im Fall der Schizophrenie). Nur für 3 % stellt die Psychopharmakotherapie die Methode der Wahl dar.

Jeder Siebte qualifiziert die Empfehlung der Psychopharmakabehandlung durch den Hinweis darauf, daß diese in Kombination mit Psychotherapie einzusetzen sei bzw. zur Unterstützung der Psychotherapie dienen sollte. Bei 12 % ist die Entscheidung pro Psychopharmaka Ausfluß einer generell positiven Einstellung zu dieser Behandlungsform.

Die Argumentationslinie ist, gleich ob jetzt für oder gegen die psychopharmakologische Behandlung, bei allen drei Krankheitsbildern im wesentlichen die gleiche. Es finden sich auch keine nennenswerten Unterschiede zwischen den Bewohnern der alten und der neuen Bundesländer.

Stereotyp der Psychopharmaka

Läßt man die Voten der Befragten und deren subjektive Begründungen noch einmal Revue passieren, so fällt auf, daß das Laienpublikum ganz offensichtlich nicht zwischen den verschiedenen Gruppen von Psychopharmaka diskriminiert. Die Entscheidung fällt bei allen untersuchten Formen psychischer Krankheit recht uniform aus. Gleiches gilt für die ins Feld geführten Argumente. Darüber hinaus drängt sich einem der Eindruck auf, daß vom Laienpublikum Vorstellungen und Überzeugungen, die sich primär auf eine bestimmte Gruppe der Psychopharmaka, nämlich die

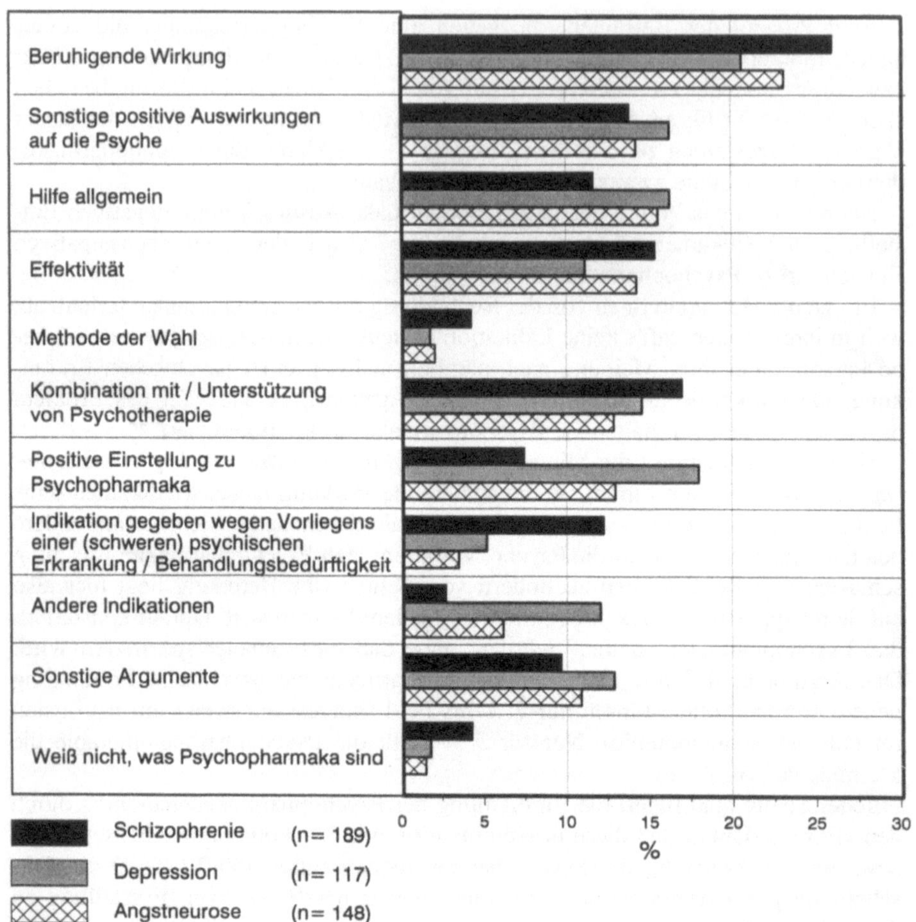

Abb. 5. Argumente für die Behandlung mit Psychopharmaka

Tranquilizer, beziehen, generalisierend auf das Gesamt aller Psychopharmaka über-tragen werden. Dies trifft zum einen für die diesen Medikamenten zugeschriebene sedierende Wirkung zu – unabhängig davon, ob diese nun als ein positiver oder negativer Aspekt der Behandlung betrachtet wird. Weiterhin gilt dies für die Sorge bezüglich des Abhängigkeits- bzw. Suchtrisikos. Auch das Argument, daß die Medikamente nicht kausal sondern nur symptomatisch wirken und nur zur Ver-drängung oder gar Verschlimmerung der zugrundeliegenden Probleme führen wür-den, gehört hierher.

Dieser Eindruck wird darüber hinaus gestützt durch die Reaktion der Befragten auf die vorformulierten Statements, die sich ganz allgemein auf die Wirkung *der* Psychopharmaka beziehen (also ohne Differenzierung zwischen den verschiedenen Indikationsbereichen). Bald zwei Drittel schließen sich der Meinung an, daß bei

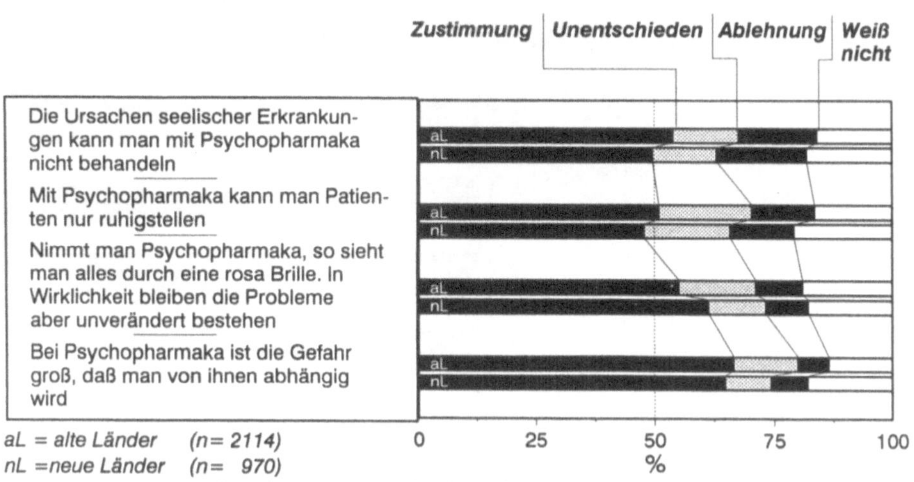

Abb. 6. Einschätzung der Wirkung der Psychopharmaka

Psychopharmaka die Gefahr groß sei, von ihnen abhängig zu werden (Abb. 6). Etwa die Hälfte teilt die Ansicht, daß man mit Psychopharmaka die Ursachen psychischer Erkrankungen nicht behandeln könne, daß man mit ihrer Hilfe die Patienten nur ruhigstellen könne und daß *man* ihnen damit zu einer optimistischeren Sicht der Dinge verhelfen könne, ohne daß an den Problemen tatsächlich etwas geändert würde.

Ganz offensichtlich sieht das Laienpublikum in der Gabe von Psychopharmaka nicht eigentlich eine Form der Behandlung psychischer Erkrankungen – und schon gar nicht eine kausale Behandlung – sondern lediglich eine palliative Maßnahme, die auch nur vorübergehend oder vielleicht auch nur in Kombination mit bzw. zur Unterstützung von Psychotherapie zum Einsatz kommen sollte.

Implikationen für die Compliance

Kehren wir zum Schluß zum Ausgangspunkt unserer Untersuchung zurück. Den Anstoß dazu hatte die Überlegung gegeben, daß die in der Gesellschaft vorfindlichen Einstellungs- und Überzeugungsmuster bezüglich einer adäquaten psychiatrischen Behandlung die Compliance der Patienten wie auch die Haltung der mit diesen unmittelbar interagierenden professionellen Helfer und Angehörigen beeinflussen. Dabei müssen diese sich die in unserer Umfrage zutage getretenen starken Vorbehalte gegen eine psychopharmakologische Behandlung selbst gar nicht zu eigen machen. Davon kann man bei den professionellen Helfern ja wohl auch in der Regel ausgehen. Was die Patienten und die Angehörigen betrifft, so ist damit zu rechnen, daß ein Großteil von ihnen, jedenfalls nach längerer Krankheitskarriere, aufgrund ihrer persönlichen Erfahrungen zu einem differenzierteren Urteil findet. Dies ändert aber nichts daran, daß sich Patienten wie Angehörige in ihrer Umwelt

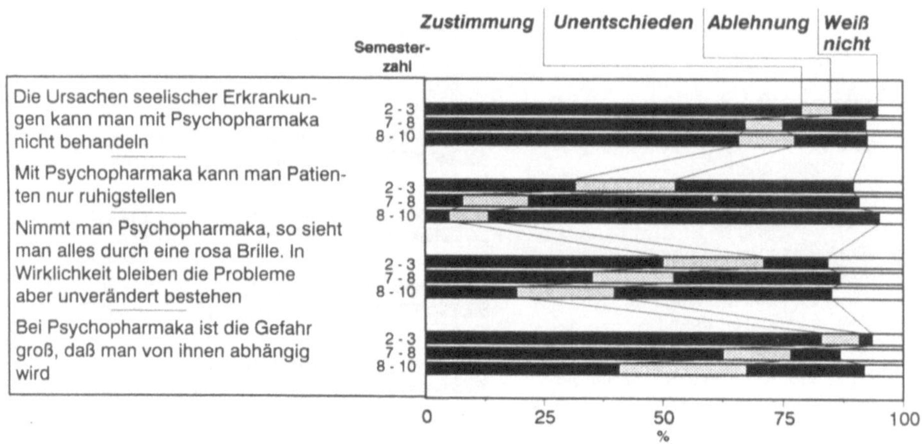

Abb. 7. Einstellungsänderung im Verlauf des Medizinstudiums

mit dem stark negativ getönten Stereotyp konfrontiert sehen und sich damit auseinandersetzen müssen – was nicht ohne Auswirkungen für die Compliance bleiben dürfte.

Besteht nun die Möglichkeit, dem Laienpublikum zu einer differenzierteren Sichtweise zu verhelfen? Prinzipiell scheint eine Modifizierung der Einstellung zu Psychopharmaka durchaus möglich. Dafür spricht das Ergebnis einer Studie bei Medizinstudenten, die Kollegen an der Universität Mainz zusammen mit uns durchgeführt haben (Angermeyer et al. 1993; Hillert et al. 1993). Drei Gruppen von Studenten wurden mit der gleichen Itemliste befragt, die wir in der Bevölkerungsumfrage eingesetzt hatten: Erstsemester; Studenten im 7. und 8. Semester, die den Kursus in spezieller Psychopharmakologie besucht hatten; schließlich Studenten am Ende des Studiums, nachdem sie den psychiatrischen Unterricht absolviert hatten. Wie man aus Abb. 7 ablesen kann, nahm die stereotype Beurteilung der Wirkung der Psychopharmaka im Gefolge der Exposition gegenüber pharmakologischem und psychiatrischem Fachwissen, deutlich ab. Nur, wie eine derartige Aufklärung des Laienpublikums bewerkstelligt werden sollte, vermag der Autor auch nicht zu sagen.

Zusammenfassung

Im Jahr 1990 führten wir bei der Erwachsenenbevölkerung der BRD (incl. der neuen Bundesländer) eine Repräsentativerhebung durch zur Einstellung des Laienpublikums zu diversen Therapiemethoden bei psychischen Erkrankungen. Favorit unter den zur Wahl gestellten Behandlungsmodalitäten war die Psychotherapie, gefolgt von Entspannungsübungen wie Autogenes Training, Naturheilmitteln und Meditation bzw. Yoga. Psychopharmaka wurden dagegen vergleichsweise selten empfohlen – nur von jedem 7. Befragten. Mehr als doppelt so häufig wurde von ihrem Gebrauch abgeraten. Dabei machte es im Prinzip keine Unterschied, ob es sich um die Behandlung einer Schizophrenie, Depression oder Panikstörung handelte.

Als Argument gegen die Behandlung mit Psychopharmaka wurden am häufigsten unerwünschte Effekte ins Feld geführt und hier insbesondere die Gefahr der Abhängigkeits- und Suchtentwicklung. Weiterhin wurde oft kritisiert, daß Psychopharmaka nur symptomatisch und nicht kausal wirkten. Die Argumente waren bei allen drei Krankheitsformen die gleichen. Man gewinnt den Eindruck, daß das Laienpublikum nicht zwischen den verschiedenen Stoffgruppen der Psychopharmaka zu differenzieren vermag. Vielmehr herrscht ein Stereotyp vor, das ganz wesentlich von den Vorstellungen von der Wirkung der Tranquilizer bestimmt ist. Das Laienpublikum sieht in der Anwendung von Psychopharmaka ganz offensichtlich nicht eigentlich eine Behandlung im engeren Sinne, sondern lediglich eine palliative Maßnahme, die auch nur Unterstützung von Psychotherapie zum Einsatz kommen sollte. Die aus diesen Ergebnissen für die Compliance abzuleitenden Implikationen werden diskutiert.

Danksagung

Die Repräsentativerhebung wurde mit finanzieller Unterstützung durch die TRO-PON-Werke Köln durchgeführt.

Literatur

Angermeyer MC (1991) Compliance schizophrener Kranker mit Neuroleptika-Medikation. In: Möller HJ (Hrsg) Langzeiterfahrungen mit Glianimon. Tropon Arzneimittel, Köln, S 163-177
Angermeyer MC, Matschiner H, Sandmann J, Hillert A (1993) Die Einstellung von Medizinstudenten zur Behandlung mit Psychopharmaka. Teil 1: Vergleich zwischen Medizinstudenten und Allgemeinbevölkerung. Psychiat Prax (im Druck)
Frank E, Prien RF, Kupfer DJ, Alberts LI (1985) Implications of noncompliance on research in affective disorders. Psychopharmacol Bull 21:37-42
Hillert A, Sandmann J, Angermeyer MC, Däumer R (1993) Die Einstellung von Medizinstudenten zur Behandlung mit Psychopharmaka. Teil 2: Der Wandel der Einstellung im Verlauf des Studiums. Psychiat Prax (im Druck)
Young JL, Zonana HV, Shepler L (1986) Medication noncompliance in schizophrenia: codification and update. Bull Am Acad Psychiatry Law 14:105-122

Sachverzeichnis